# 中医杂病调治与康复治疗

主编 王铭 李蕾 谢文涛

天津出版传媒集团

天津科技翻译出版有限公司

图书在版编目(CIP)数据

中医杂病调治与康复治疗 / 王铭,李蕾,谢文涛主
编. — 天津 : 天津科技翻译出版有限公司,2024.4
ISBN 978-7-5433-4399-3

Ⅰ.①中⋯ Ⅱ.①王⋯ ②李⋯ ③谢⋯ Ⅲ.①疑难病
-中医治疗法 ②疑难病-中医学-康复医学 Ⅳ.①R24

中国国家版本馆CIP数据核字(2023)第167730号

中医杂病调治与康复治疗
ZHONGYI ZABING TIAOZHI YU KANGFU ZHILIAO

出　　　　版:天津科技翻译出版有限公司
出 版 人:刘子媛
地　　　　址:天津市南开区白堤路244号
邮政编码:300192
电　　　　话:(022)87894896
传　　　　真:(022)87893237
网　　　　址:www.tsttpc.com
印　　　　刷:北京虎彩文化传播有限公司
发　　　　行:全国新华书店
版本记录:787mm×1092mm　16开本　9印张　164千字
　　　　　2024年4月第1版　2024年4月第1次印刷
定　　　　价:68.00元

(如发现印装问题,可与出版社调换)

# 编者名单

主　编　王　铭　李　蕾　谢文涛

副主编　周啟亮　李卫国　叶　健　董雄飞

　　　　张支全　赵珍珍　龙明豪　刘军波

　　　　陈祥磊　吕甜甜

# 前　言

　　中医学是研究人体生理和病理及疾病的诊断、防治、保健的一门学科,有着自己独特的理论体系,是中华民族在与疾病长期斗争的过程中积累的宝贵财富,其有效的实践与丰富的知识蕴含着深厚的科学内涵,是中华民族优秀文化的重要组成部分,为人类健康做出了不可磨灭的贡献。随着人们生活水平的不断提高和健康意识的不断增强,中医学在难治性疾病、原因未明性疾病、体质性疾病及身心性疾病治疗与康复方面越来越具有独特的优势,为了及时总结中医学的新成果、新技术,促进中医诊疗与康复的发展,特编写了本书,希望能对相关工作者有所帮助。

　　本书内容共分为七章,第一章介绍了中医技术,包括针灸法和推拿按摩;然后重点介绍了脑系病证、肺系病证、心系病证、脾胃系病证、肝胆系病证、肾系病证的临床辨证诊疗,包括临床表现、针灸治疗、饮食疗法和按摩治疗。本书是根据编者们长期的临床实践和最新的科研成果,并参考了现代医学的新理论和新技术编写而成。本书既遵循了中医的思想方法,又吸收了现代先进的技术,科学性、实用性、可操作性强,可供中医各科的临床医师及从事中医教学、科研的工作者参考,也可作为中医院校初进临床学生的参考书。

　　鉴于编者们编写经验有限,加之时间仓促,书中难免存在疏漏或不妥之处,恳请广大读者批评指正。

# 目　　录

# 第一章 中医技术

## 第一节 针灸法

针灸法是针法与灸法的合称,包括毫针刺法、三棱针放血疗法、皮肤针疗法、皮内针疗法、电针疗法、微波针疗法、穴位注射、激光穴位照射、艾炷灸、温针灸、拔火罐和红外线真空治疗,以及各种药物贴敷和使用温灸药包等。

### 一、毫针刺法

毫针刺法是把毫针刺入人体一定部位或穴位,运用捻转与提插等针刺手法刺激机体,通过腧穴和经络的传导和调节作用,调整人体功能,增强抗病能力,达到防治疾病目的的一种治疗方法。毫针刺法是针刺疗法的主体,临床应用最广。

毫针由不锈钢制成。下端为针尖,上端缠绕金属丝制成针柄;针尖与针柄之间称针身;针柄上端称针尾。针身直径由粗到细有26号、28号、30号、32号等;长度有0.5寸(1寸≈3.33cm)、1寸、1.5寸、2寸、5寸等多种不同规格。

#### (一)毫针刺法的治病机制

##### 1.调和阴阳

正常情况下,人体中阴阳两方面处于相对平衡状态,当机体患病时,其阴阳处于失衡状态。毫针刺法的治疗作用首先是调和阴阳,使其向平衡状态转化,这是通过经络、腧穴配伍和针刺手法来实现的。如胃火炽盛引起的牙痛,属阳热偏盛,治宜清泻胃火,应取足阳明胃经穴内庭,以泻法针刺,清泻胃热;寒邪伤胃引起的胃痛,属阴邪偏盛,治宜温中散寒,可取足阳明胃经穴足三里和胃之募穴中脘,针用补法,配合灸法以温散寒邪。

现代大量的临床观察和实验研究充分证明,毫针刺法对各个器官组织的功能活动均有明显的调节作用,特别是在病理状态下,这种调节作用更为明显。对于亢进的、兴奋的、处于痉挛状态的组织器官有抑制作用,而对于虚弱的、抑制的、迟缓的组织器官有兴奋作用。这种调节是良性的、双向性的。这就是毫针刺法能治疗多种疾病的原因之一。将组织器官的病理性失调与阴阳理论联系起来,毫针刺法可调节病理性失调,即调节阴阳的失调。

**2.扶正祛邪**

疾病的发生发展及转归的过程,实质上就是正邪相争的过程。毫针刺法具有扶助机体正气和祛除病邪的作用,具体表现为补虚泻实。毫针刺法的补虚泻实体现在3个方面。

(1)刺灸法:如温针多用于补虚,刺血多用于泻实。

(2)针刺手法:古今医家已经总结出多种补泻手法,具体论述见后。

(3)腧穴配伍:长期大量临床经验证明,不少腧穴其补泻的作用各异,如膏肓、气海、关元、足三里、命门等穴,有补的作用,多在扶正时应用;而十宣、少商、中极、水沟等穴,有泻的作用,多在祛邪时应用。

现代临床实践和实验研究证明,毫针刺法能够增强机体的免疫功能,抵抗各种致病因素的侵袭,这种作用其实就是中医的扶正祛邪。

**3.疏通经络**

经络内属于脏腑,外络于肢节,运行气血是其主要的生理功能之一。经络不通,气血运行受阻,临床表现为疼痛、麻木、肿胀、瘀斑等症状。毫针刺法选择相应的腧穴,通过留针刺或点刺出血等方法,对穴位加以刺激,调理气血,使瘀阻的经络得以通畅而发挥其正常的生理作用,从而达到治疗疾病的目的。因此,毫针刺法具有止疼痛、通经络、疏闭阻的作用。

**(二)针刺前的准备**

**1.选择针具**

应根据患者的性别、年龄、体型、体质、病情、病位及所取腧穴,选取长短、粗细适宜的针具。如男性、体壮、形肥、病位较深者,可选取稍粗、稍长的毫针;反之,若为女性、体弱、形瘦、病位较浅者,则应选用较短、较细的针具。临床上选针常以将针刺入腧穴应至之深度,而针身还应露出皮肤外稍许为宜。同时要检查毫针质量,尤其注意针尖是否带钩、变钝,针身与针根有无弯曲、缺损或折痕。

**2.选择体位**

为了使患者在治疗中有较为舒适而又能耐久的体位,既便于取穴、操作,又能适当留针,因此,在针刺时必须选择好体位。临床常用的体位有仰靠坐位、俯伏坐位、仰卧位、侧卧位、俯卧位等。对于初诊、精神紧张或老年、体弱、病重的患者,应取卧位,以避免发生晕针等意外事故。

### 3.消毒

消毒包括针具的消毒、腧穴部位的消毒和医生手指的消毒。针具可用高压蒸汽消毒或75%的乙醇(酒精)溶液浸泡30分钟消毒。同时应注意尽可能做到一穴一针。腧穴部位可用碘附棉球涂擦消毒。至于医生手指,应先用肥皂水洗净,再用75%的乙醇棉球擦拭即可。

### (三)针刺方法

#### 1.进针法

在针刺时,一般用右手持针操作,称"刺手";左手切按所刺部位或辅助针身,称"押手"。具体方法有以下几种。

(1)指切进针法:又称爪切进针法,即用左手拇指或示指端切按在腧穴位置旁,右手持针,紧靠左手指甲面将针刺入。此法适宜于短针的进针。

(2)挟持进针法:用左手拇指、示指持捏消毒干棉球,夹住针身下端,将针尖固定在腧穴表面,右手捻动针柄,将针刺入腧穴。此法适用于长针的进针。

(3)舒张进针法:用左手拇指、示指将所刺腧穴部位的皮肤向两侧撑开,使皮肤紧绷,右手持针,使针从左手拇指、示指的中间刺入。此法主要用于皮肤松弛部位的腧穴。

(4)提捏进针法:用左手拇指、示指将针刺部位的皮肤捏起,右手持针,从捏起皮肤的上端将针刺入。此法主要用于皮薄肉少部位的进针,如印堂穴等。

#### 2.针刺的角度和深度

在针刺过程中,掌握正确的针刺角度、方向和深度,是增强针感、提高疗效、防止意外事故发生的关键。同一腧穴,由于针刺角度、方向、深度的不同,所产生的针感强弱和疗效常有明显差异。

(1)针刺的角度:指进针时针身与皮肤表面所形成的夹角。针刺的角度是依据腧穴所在位置与医生针刺时所要达到的目的相结合而定。

1)直刺:针身与皮肤表面呈90°角左右垂直刺入。此法适于大部分腧穴。

2)斜刺:针身与皮肤表面呈45°角左右倾斜刺入。此法适用于肌肉较浅薄处或内有重要脏器或不宜于直刺、深刺的腧穴。

3)平刺:即横刺、沿皮刺。使针身与皮肤表面呈15°角左右沿皮刺入。此法适用于皮薄肉少的部位,如头部的腧穴等。

（2）针刺的深度：指针身刺入人体内的深浅程度。每个腧穴的针刺深度，除参照穴位的针法规定操作外，还应根据下列情况灵活掌握。

1）体质：身体瘦弱者宜浅刺，身强体肥者宜深刺。

2）年龄：老年体弱及小儿娇嫩之体宜浅刺，中青年身强体壮者宜深刺。

3）病情：阳证、新病宜浅刺，阴证、久病宜深刺。

4）部位：头面和胸背及皮薄肉少处宜浅刺，四肢、臀、腹及肌肉丰满处宜深刺。

针刺的角度和深度关系极为密切，一般来说，深刺多用直刺，浅刺多用斜刺或平刺。对天突、哑门、风府等穴位，以及眼区、胸背和重要脏器（心、肝、肺等）部位的腧穴，尤其要注意掌握好针刺的角度和深度。

### 3.行针与得气

（1）行针：也称运针，是指将针刺入腧穴后，为了使之得气而施行的各种刺针手法。行针手法分为基本手法和辅助手法两类。

1）基本手法：有提插法和捻转法两种手法。

提插法：是将针刺入腧穴一定深度后，使针在穴位内进行上、下进退的操作方法。把针从浅层向下刺入深层为插，由深层向上退到浅层为提。

捻转法：是将针刺入腧穴一定深度后，以右手拇指、中指和示指持住针柄，进行一前一后交替旋转捻动的操作方法。

2）辅助手法：即针刺时用以辅助行针的操作方法，常用的有以下几种。

循法：是以左手或右手于所刺腧穴的四周或沿经脉的循环部位，进行徐和的循按或循摄的方法。此法在未得气时用之可通气活血，有行气、催气之功，若针下过于沉紧时，用之可行散气血，使针下徐和。

刮柄法：是将针刺入腧穴一定深度后，用拇指或示指的指腹抵住针尾，用拇指、示指或中指的指甲，由下而上地频频刮动针柄的方法。此法在不得气时，用之可激发经气，促使得气。

弹针法：是将针刺入腧穴后，以手指轻轻弹针柄，使针身产生轻微的震动，而使经气速行。

搓柄法：是将针刺入腧穴后，以右手拇指、示指、中指持针柄单向捻转，如搓线状，每次搓2～3周或3～5周，但搓时应与提插法同时配合使用，以免针身缠绕肌肉纤维。此法有行气、催气和补虚泻实的作用。

摇柄法：是将针刺入腧穴后，手持针柄进行来回摇动，可起行气作用。

震颤法:是将针刺入腧穴后,右手持针柄,用小幅度、快频率的提插捻转动作,使针身产生轻微的震颤,以促使得气或增强祛邪、扶正的作用。

(2)得气:又称针感,是指将针刺入腧穴后所产生的经气感应。

当得气时,医生会感到针下有徐和或沉紧的感觉,同时患者也在针下有相应的酸、麻、胀、重感,甚或沿着一定部位,向一定方向扩散、传导的感觉。若没有得气,则医生感到针下空虚无物,患者亦无酸、麻、胀、重等感觉。正如窦汉卿在《标幽赋》中记载:"轻滑慢而未来,沉涩紧而已至……气之至也,如鱼吞钩饵之浮沉;气未至也,如闲处幽堂之深邃。"

得气与否及气至的迟速,不仅直接关系到疗效,而且可以窥测疾病的预后。临床上一般是得气迅速时,疗效较好;得气较慢时,效果较差;若不得气,则可能无效。

因此,临床上若刺之而不得气时,就要分析原因:或因取穴不准,手法运用不当;或为针刺角度有误,深浅失度。此时,就要重新调整针刺部位、角度、深度,运用必要的手法,再次行针,一般皆可得气。如患者病久体虚,以致经气不足,或因其他病理因素致局部感觉迟钝而不宜得气时,可采用行针推气,或留针候气,或用温针,或加艾灸,以助经气的来复,以促使得气。

经过上述调整治疗,经气一般会逐步得到恢复;若用上法仍不得气者,多为脏腑经络之气虚衰已极。对此,当考虑配合或改用其他疗法。

**4.针刺补泻**

针刺补泻是根据《灵枢·经脉》中"盛则泻之,虚则补之,热则疾之,寒则留之,陷下则灸之"的理论原则而确立的两种不同的治疗方法,是针刺治病的一个重要环节,也是毫针刺法的核心内容。

补法:泛指能鼓舞人体正气、使低下的功能恢复旺盛的方法。

泻法:泛指能疏泄病邪、使亢进的功能恢复正常的方法。

针刺补泻的目的,就是通过针刺腧穴,采用适当的手法激发经气以补益正气、疏泄病邪、调节人体脏腑经络功能、促使阴阳平衡而恢复健康。补泻效果的产生主要取决于以下3个方面。

(1)功能状态:当机体处于虚惫状态而呈虚证时,针刺可以起到补虚的作用;若机体处于邪盛而呈实热、闭证的实证情况下,针刺又可以泻邪,起到清热启闭的泻实作用。如肠胃痉挛疼痛时,针刺可以止痉而使疼痛缓解;肠胃蠕动缓慢而呈弛缓时,针刺可以增强肠胃蠕动而使其功能恢复正常。

（2）腧穴特性：腧穴的功能不仅具有普遍性，而且有些腧穴具有相对特性。如有的腧穴适宜补虚，如足三里、关元穴等；有的适宜泻实，如十宣、少商穴等。

（3）针刺手法：是促使人体内在因素转化的条件，是实现补虚泻实的重要环节。一般根据下列几个方面实现补泻。

1）进针速度：缓慢进针为补，快速进针为泻。

2）捻转方向：行针时，顺时针捻转为补，逆时针捻转为泻。

3）提插方式：行针时，做插的动作，使进针深度略有增加为补；反之，提针使进针深度变浅为泻。

4）刺激强度：进针、行针时，刺激强度较弱为补；刺激强度较强为泻。

5）留针时间：留针时间较长为补；反之，留针时间较短为泻。

6）出针速度：快速出针中间不停顿为补；反之，缓慢出针，中间可做1次或数次停顿为泻。

7）针孔处理：出针后，快速按压闭合针孔的操作为补；出针时摇动针柄使针孔扩大，出针后并不立即按压闭合针孔，也可令其有少量出血的操作均为泻。

**5.留针与出针**

（1）留针：是指进针后，将针留置于穴内不动，并保留一段时间，以加强针感和针刺的持续作用。

留针与否和留针时间的长短依病情而定。一般病症，只要针下得气，施术完毕后即可出针或酌留10～20分钟。但对一些慢性、顽固性、疼痛性、痉挛性病症，可适当增加留针时间，并在留针期间间歇行针，以增强疗效。留针还可起到候气的作用。

（2）出针：是以左手拇指、示指按住针孔周围皮肤，右手持针轻微捻转将针提至皮下，然后迅速将针体拔出体外的过程。

出针应遵循补泻原则，同时要检查针数，防止遗漏。

出针后，如果是补虚治疗，应立即用无菌干棉球按压闭合针孔防止出血；若是泻实治疗，则应待针孔出血自行停止后，再用碘附棉球擦拭血渍，最后再用无菌干棉球按压针孔。

**（四）毫针刺法的适应证及注意事项**

**1.毫针刺法的适应证**

毫针刺法适用于注意事项中提到的禁忌以外的所有病症的治疗。

**2.毫针刺法的注意事项**

（1）过于饥饿、疲劳、精神高度紧张者，不宜行针刺治疗。体质虚弱者，刺激不宜过强，并尽可能采取卧位。

（2）妊娠3个月以下者，下腹部禁止针刺；妊娠3个月以上者，上下腹部、腰骶部及一些能引起子宫收缩的刺激性较强的腧穴，如合谷、三阴交、昆仑、至阴等穴均不宜针刺。月经期间，如月经周期正常者，最好不予针刺；月经周期不正常者，为了调经可以针刺治疗。

（3）小儿囟门未闭时，头顶部腧穴不宜针刺。此外，因小儿不能配合，故不宜留针。

（4）应避开血管针刺，防止出血；常有自发性出血或损伤后出血不止的患者不宜针刺。

（5）皮肤有感染、溃疡、瘢痕或肿瘤的部位不宜针刺。

（6）防止刺伤重要脏器，具体要求如下：①针刺眼区腧穴时，要掌握一定的角度和深度，不宜大幅度提插捻转或长时间留针，以防刺伤眼球和出血；②背部第11胸椎两侧以上、侧胸第8肋间以上、前胸第6肋间以上的腧穴，禁止直刺、深刺，以免刺伤心、肺，尤其对肺气肿的患者，更需谨慎，防止发生气胸；③两肋弓处及肾区的腧穴，禁止直刺、深刺，以免刺伤肝、脾、肾，尤以肝脾大患者更应注意；④对于胃溃疡、肠粘连、肠梗阻患者的腹部和尿潴留患者的耻骨联合区，必须注意针刺的角度、深度，如刺法不当，也可能刺伤胃肠道和膀胱，引起不良后果；⑤针刺颈部及背部正中线第1腰椎以上的腧穴，如进针角度、深度不当，易误伤延髓和脊髓，引起严重后果。针刺这些穴位至一定深度时，如患者出现触电感向四肢或全身放散，应立即退针，并严密观察病情变化，必要时给予营养神经的药物治疗。

（7）针刺期间注意保暖，避免受风寒。密切观察异常情况的发生，并掌握异常情况的防治方法。

（8）针具、针刺部位、医生手部均应严格消毒。针刺结束后应留观半小时。

**（五）毫针刺法的异常情况处理及预防**

**1.晕针**

晕针是针刺过程中出现的"晕厥"现象。

（1）原因：患者精神紧张、体质虚弱、饥饿疲劳，大汗、大泄、大出血后，或环境过度寒冷、或空气闷热、或体位不当、或医生手法过重等原因而致患者脑部暂时缺血。

（2）症状：患者突然出现精神疲倦、头晕目眩、面色苍白、恶心欲呕、多汗、心慌、气短、四肢发冷、血压下降、脉象沉细或神志昏迷、扑倒在地、唇甲青紫、二便失禁、脉微细欲绝。

（3）处理：首先将针全部取出，使患者平卧，头部稍低，注意保暖。轻者给予饮用温开水或糖水后即可恢复正常；重者在上述处理的基础上，可指掐或针刺人中、素髎、内关、足三里等穴，灸百会、气海、关元等穴，必要时应配合其他急救措施。

（4）预防：①对于初次接受针刺治疗和精神紧张者，应先做好思想工作，消除顾虑；②正确选择舒适持久的体位，一般尽可能采取卧位，取穴不宜太多，手法不宜过重；③对于过度饥饿、疲劳者，暂不予针刺；④留针过程中，医生应随时注意观察患者的神色，询问患者的感觉，一旦出现晕针先兆，可及早采取处理措施。

**2.滞针**

滞针是进针后针下沉紧，出现不能捻转、提插或手法操作困难等现象。

（1）原因：患者精神紧张，针刺入后，局部肌肉强烈收缩；或因毫针刺入肌腱；或进针时捻转角度过大、连续进行单向捻转而使肌纤维缠绕针身；或留针过程中患者移动体位，肌肉夹挤使针身变形。

（2）现象：进针后，针下感觉沉重紧涩，出现提插、捻转及出针困难。

（3）处理：嘱患者消除紧张情绪，使局部肌肉放松。因单向捻转而致者，需反向捻转；如属肌肉一时性紧张，可留针一段时间，再行捻转出针；也可以按揉局部，或在附近部位加刺一针，转移患者注意力，随之将针取出；若因患者移动体位造成滞针，应使其恢复针前体位后再出针。

（4）预防：对精神紧张的患者，先做好解释工作，消除紧张顾虑；进针应避开肌腱；行针时捻转角度不宜过大，更不可单向连续捻转；针刺前取舒适体位，进针后不可随便移动体位。

**3.弯针**

弯针是针刺过程中针体发生弯曲的现象。

（1）原因：医生对进针手法不熟练，用力过猛，或针尖碰到坚硬组织；留针过程中患者改变体位；针柄受到外物的压迫或碰撞以及滞针未得到及时正确处理。

（2）症状：针身弯曲，针柄改变了进针时刺入的方向和角度，提插、捻转及出针均感涩滞困难，患者感觉疼痛扭胀。

（3）处理：立即停止行针。如系轻微弯曲，不能再行提插、捻转，应慢慢顺着针体弯曲的方向将针退出；弯曲角度过大时，则需轻微摇动针身，一边摇动一边顺着弯曲的方向将针退出；如因患者改变体位而致，应嘱患者恢复原体位，使局部肌肉放松，再行出针，切忌强行拔针；如针身弯曲不止一处，需视针柄扭转倾斜的方向逐渐分段退出，切莫猛力抽拔。

（4）预防：医生进针手法要熟练，指力要轻巧、均匀；患者体位要舒适，留针期间嘱患者千万不要随意改动体位；针刺部位和针柄应避免受外物碰撞和压迫；如有滞针应及时正确处理。

### 4.断针

断针是针刺过程中针体离断，部分断端残留在体内的现象。

（1）原因：针具质量欠佳，针身或针根有剥蚀损坏；针刺时，针身全部刺入；行针时，强力捻转、提插，肌肉强烈收缩或患者改变体位；滞针和弯针时强力抽拔；或用电针时突然加大电流强度，局部肌肉猛烈痉挛。

（2）现象：针身折断，残端留在患者体内，或部分露于皮肤之外，或全部没于皮肤之下。

（3）处理：嘱患者不要紧张，避免乱动，保持原有的体位，以防断端向肌肉深层陷入。如断端还在体外，可用手指或镊子取出；如断端与皮肤相平，可挤压针孔两旁皮肤，使断端暴露在体外，用镊子取出；如针身完全陷入肌肉，应在X线下定位，采用外科手术取出。

（4）预防：认真检查针具，对不符合质量要求的应剔除不用；选针时，针身的长度要比准备刺入的深度长5分（1分≈3.33mm）；针刺时，不要将针身全部刺入，应留一部分在体外；进针、行针时，动作要轻巧，不可强力猛刺；如发生弯针，应立即出针，不可强行刺入；对于滞针和弯针等情况，应及时正确处理，不可强行拔出。

### 5.血肿

血肿是血液从针孔流出后积聚在皮下组织或肌肉中形成肿块的现象。

（1）原因：针头弯曲带钩，使皮肉受损或针刺时误伤血管。

（2）症状：出针后，局部皮肤呈青紫色或肿胀疼痛。

（3）处理：微量出血或针孔局部小块青紫，是小血管受损引起，一般不必处理，可自行消退。如局部青紫较重或活动不便者，在先行冷敷后再行热敷，过后按揉局部，以促使局部瘀血消散。

（4）预防：仔细检查针具，熟悉解剖部位，避开血管针刺。

### 6.针后异常感

针后异常感是针刺结束后出现的多种异常感觉。

（1）原因：肢体不能移动者，多因针未起尽，或者针刺时体位不当致肢体活动受限；重麻胀感过强者,多因行针手法过重或留针时间过长引起;原有病情加重者,多因治疗方法或手法与病情违逆造成;出血或皮下青紫者,多因刺伤血管,个别缘于凝血功能障碍。

(2)症状:出针后,患者不能挪动肢体;重、麻、胀、痛的感觉过强;原有症状加重;针孔出血,针刺处皮肤出现青紫、皮下结节等。

(3)处理:消除紧张。有血肿者压迫止血;体位不当者,可适当被动活动肢体;检查是否还有留针,清点数目,以防遗漏;饮温开水,留观休息;必要时给予药物对症治疗。

(4)预防:根据病情辨证施治,选择正确的针刺方法;熟悉解剖部位,避开血管,以防出血;视病情轻重,确定针刺手法、力度和留针时间;采取舒适的体位;注意针刺禁忌证;认真检查针具,对于针刺数做到心中有数,出针后仔细检查,清点数目,确保尽数起完、无遗漏。

**7.气胸**

气胸是气体进入胸膜腔的现象。

(1)原因:针刺胸背部和锁骨附近穴位时,进针角度、方向、深度失当,刺破脏层胸膜伤及肺组织,使气体积聚胸腔,导致创伤性气胸。

(2)症状:针刺过程中,患者突感胸痛、胸闷、气短、心悸,甚至呼吸困难、发绀、出冷汗、恐惧、血压下降、休克。也有少数轻度患者间隔数小时后才逐渐出现呼吸困难等症状。查体患侧可见肋间隙变宽、外胀;叩诊肺部过度反响;听诊肺泡呼吸音明显减弱或消失。严重者气管向健侧移位。X线胸部透视可见肺组织压缩现象。

(3)处理:小量气胸者,可自行吸收,无须特殊处理,但应密切观察病情变化;中量或大量气胸者,于锁骨中线第2肋间用注射器穿刺抽气,以减轻肺萎缩,同时吸氧,嘱患者健侧在上侧卧,必要时行胸腔闭式引流术,同时进行抗菌治疗,预防感染,直至痊愈。

(4)预防:进行胸背部针刺治疗时,要熟练掌握进针角度、方向和深度,千万不可大意,随时观察患者神色,询问感觉,如有异常及时处理。

## 二、皮肤针疗法

皮肤针疗法是以集合多支短针制成的皮肤针浅刺人体一定部位和穴位,运用一定的手法,只叩击或滚刺皮肤,不伤肌肉,使局部皮肤充血或出血以达到治疗疾病目的的外治疗法。

皮肤针疗法属于丛针浅刺法,是由古代的"半刺""扬刺""毛刺"等刺法发展而来。皮肤针疗法对很多疾病具有独特的疗效,灵验简便,临床应用极为广泛。

因皮肤针疗法是以叩刺或滚刺局部皮肤令其充血或出血,与三棱针放血疗法有共同之处,故其作用也有共同之处。但皮肤针疗法只作用于皮肤,而三棱针放血作用于血脉,这是两者的不同之处。

### (一)皮肤针针具分类

#### 1.锤式皮肤针

锤式皮肤针在临床上最常用,是由数枚不锈钢短针集成一束或散嵌,固定在莲蓬状的针盘上,露出针尖,连接有弹性的针柄,制成外形似小锤状的针具,钢针分布像梅花的形状,故称梅花针。又因其只叩击在皮肤上,故又称皮肤针。

锤式皮肤针根据所嵌不锈钢短针数目的不同,可分为"梅花针"(5支针)、"七星针"(7支针)、"罗汉针"(18支针)和丛针(针数不限)等。其针柄长15~20cm,有软、硬两种规格。软柄一般由牛角制成,有弹性;硬柄由硬塑料制成,弹性小。

锤式皮肤针常用的分为集束针和散点针2种。

(1)集束针:针尖锐而无芒,针柄多为无弹性的硬质柄。由于针尖距离较近,不易刺入表皮损伤毛细血管,故刺后针迹仅留有一组充血的红点。

(2)散点针:针锋锐利,针柄多为弹性柄,易于刺入皮肤刺破毛细血管,刺激后针迹处多有出血。

#### 2.滚筒式皮肤针

滚筒式皮肤针也称滚刺筒,是由金属材料制成的筒状皮肤针,具有刺激面积广、刺激量均匀、使用方便等优点,适用于滚刺。

#### 3.刷帚式皮肤针

刷帚式皮肤针是用更多的不锈钢短针制成刷子或帚样的皮肤针,一次刺激面积更大,属于叩刺用皮肤针。

#### 4.套管式皮肤针

套管式皮肤针呈圆柱状,上端有弹簧装置,按压时有数枚细针从底端的小口中伸出,浅刺皮肤,适用于儿童患者或畏针者。其刺法虽为弹刺,但只不过是叩刺的一种变形,故仍属于叩刺用针。

不论何种针具,针尖要求不可太锐,应呈松针状,全束针针尖必须平齐、无参差不齐、无偏斜、无钩曲、无锈蚀和无缺损,针柄与针尖连接处必须牢固。检查针具时,可用干脂棉轻沾针尖,如针尖有钩曲或有缺损,则棉絮易被带动,应及时修理或更换。

### (二)皮肤针疗法的作用

#### 1.调和气血

皮肤针疗法通过排除皮部经络中的瘀血,而使气血流通调和、经络通畅。所以,常用于因气血不调引起的瘀血阻滞经络所致的疾病,如外伤科的落枕、肌肉扭伤、骨折延期愈合、月经病等。

#### 2.疏通经络

皮肤针主要作用于经络的皮部,通过调和气血以疏通经络,故常用于皮肤经络不通引起的皮肤病,如斑秃、牛皮癣、多汗症、皮肤瘙痒等。

#### 3.止痛作用

"不通则痛,痛则不通",疼痛多由经络阻滞不通引起。皮肤针疗法具有疏通皮肤经络气血的功能,故可用于治疗多种疼痛性病症,尤其对于内科的癌症疼痛、带状疱疹、偏头痛、腹痛、胃脘痛等疾病具有良好的止痛效果。

#### 4.治麻作用

麻木是由气血亏虚不能濡养局部皮肤引起的。皮肤针疗法是以"血行气通"的理论为指导,以鼓舞气机使气血流通为治疗目的,当气血流通到达患病部位,局部得到气血濡养,麻木自然而止。

### (三)皮肤针疗法的治病原理

皮肤针疗法之所以可以通过刺激表皮来调整脏腑、经络之气,从而治疗疾病,其理论依据是经络学说中的皮部理论。《素问·皮部论》中记载:"皮之十二部,其生病皆何如?……皮者,脉之部也。邪客于皮则腠理开,开则邪入客于络脉,络脉满则注于经脉,经脉满则入舍于腑脏也。故皮者有分部,不与而生大病也。"

人体内脏和外界发生联系,依赖于皮部小络,外界的信息由小络传递于络脉,由络脉传于经脉,再由经脉传入内脏,人体才能根据信息,来调整适应外界变化。脏腑通过这个传递线路,与外界进行气的交替流通和传递,来保持人体功能的阴阳平衡,使人体脏腑功能得以正常运行。皮肤针疗法即是利用经络在皮部与脏腑之间的传输作用来治疗疾病。该疗法通过经络的传输调整脏腑虚实,平衡阴阳,调和气血,疏通经络使经络通畅,气血运行正常,脏腑功能协调,最终达到治病的目的。

人体皮部是经脉功能活动反映于体表的部位,也是络脉之气散布的所在。其位于体表,对机体有保卫的作用,同时能反映脏腑、经络的病变。当内脏病变时,常在体表的一定部位出现阳性反应或阳性反应物,在皮肤上出现各种反应,如疼痛、压痛、颜色变化、皮内结节等,这些反应已成为诊断的指标。皮肤针疗法就是运用皮肤针叩刺人体皮肤上这些阳性反应物或局部腧穴,激发经络功能,调整脏腑气血,从而起到扶正祛邪功效,治疗与预防疾病的。

### (四)皮肤针疗法的针刺操作

#### 1.皮肤针疗法的持针

持针有一定讲究,握针不能过紧或过松。过松容易使针身左右摆动,造成斜刺或拖刺,容易引起出血;过紧又会使腕关节肌肉紧张,影响灵活运动,造成慢刺或压刺,加剧患者疼痛。持针过紧或过松均会给患者增加额外不适,引起患者畏惧,影响疗效。

皮肤针的持针是将针柄末端固定在掌心,拇指在上,示指在下,其余手指呈握拳状握住针柄。任何时候,都要保证皮肤针根部在手掌中有一个支撑点,这样才能在使用皮肤针时始终保持有一定的弹性和惯性,才能掌握好均匀的敲打力度。

#### 2.皮肤针疗法的针刺手法

(1)叩刺:包括压击法和敲击法。

1)压击法:以右手拇指、中指和无名指握住针柄,针柄末端靠在手掌后部,示指伸直压在针柄中段上,压击时手腕部活动,示指加压。刺激的强度在于示指的压力。压击法适合于硬柄针,也是套管式皮肤针的用法。

2)敲击法:以拇指和示指捏住针柄的末端,上下颤动针头,利用针柄的弹性敲击皮肤。刺激的轻重应根据针头的重量和针柄的弹力(即颤动的力量)来掌握,适用于弹性针柄。

皮肤针叩刺时,需要针尖端对准叩刺部位的皮肤或穴位,针尖与皮肤垂直,灵巧地运用腕关节的弹力,如雀啄食一样,使针尖垂直叩击到皮肤后,利用反作用力迅速弹起。如此连续叩打,落针要稳准,提针要快,频率不宜过快或过慢,一般每分钟叩打70~90次。

叩击时做到叩击平稳垂直,准确灵活有弹性、均匀有节律。叩刺强度和速度要均匀,要防止快慢不一,用力不均,持针不牢,防止针尖斜刺和后拖起针,导致皮肤损伤,增加患者疼痛,使产生畏针。

(2)滚刺:指用特制的滚刺筒,经75%乙醇消毒后,手持滚筒柄,将针筒在皮肤上来回滚动,使刺激范围成为一狭长的面,或扩展成一片广泛的区域。多用于治疗面积较大的患病部位。

### 3.皮肤针疗法的叩刺强度

根据患者体质、病情、年龄、叩打部位的不同,一般将皮肤针疗法的叩刺强度分为弱、中、强3种,即轻叩、中叩、重叩。轻叩为补法,重叩为泻法,中叩为平补平泻。

(1)轻叩:叩打时使用腕力较轻,冲力较小,患者稍有疼痛感,以皮肤仅见局部潮红、充血为度。该法适用于头面部、眼部、肌肉浅薄处等敏感度高的部位,也适用于老、弱、妇、幼患者以及病属虚证、久病者。

(2)中叩:介于轻叩与重叩之间。叩打时用腕力稍大,冲力亦较大,患者有轻度痛感,局部皮肤有较明显潮红、丘疹,以不出血为度。该法适用于一般部位及一般患者。除头面及肌肉浅薄处外,大部分部位均可用此法。

(3)重叩:叩打时腕力较重,冲力大,患者有明显痛感,以皮肤有明显潮红,并有微出血为度。该法适用于压痛点、肩背部、腰骶部、臀部、大腿等部位,也适用于年轻体壮者及病属实证、新病者。

### 4.皮肤针疗法的叩刺方法

皮肤针的叩刺方法,一般可分为循经叩刺法、穴位叩刺法、局部叩刺法3种。

(1)循经叩刺法:根据病属何经,则取该经的循行部位,循着经脉或肌肤纹理进行叩刺的一种方法。常用于项背部、腰骶部的督脉和足太阳膀胱经,也运用于四肢三阴、三阳经的循行治疗。

督脉为阳脉之海,能调节一身之阳气;五脏六腑的背俞穴,皆分布于膀胱经;四肢除分布有手足三阳、三阴经以外,在肘、膝以下的经络中还分布着各经的原穴、络穴、郄穴等,所以,循经叩刺治疗范围广泛,适用于治疗各种脏腑经络相关的疾病。

循经叩刺法又分为正刺、反刺、条刺、旋刺、隔刺等多种刺法。

1)正刺:顺着经络血脉流注的方向进行排列式弹刺的方法,为补法。

2)反刺:逆着经络血脉流注的方向进行排列式弹刺的方法,为泻法。

3)条刺:沿着皮肤针弹刺的前进方向,顺着肌肤纹理由上向下,由内向外,按着直线向前呈条形叩打的方法。根据针刺的条数和行进的方向将条刺可再分为单条刺、复条刺、纵条刺和横条刺等多种方法。

4)旋刺:沿着人体躯干和肢臂等进行旋周弹刺,此为泻法。

5)隔刺:循着经脉流注和肌肉纹理方向进行间隔跳跃式弹刺,此为补法。

(2)穴位叩刺法:在单个腧穴部位,进行反复由轻至重弹刺,至腧穴局部皮肤出现红晕、微出血为止的点刺、叩刺的一种方法。

穴位叩刺主要是根据穴位的主治作用,选择适当的穴位予以叩刺,临床常用于各种特定穴、华佗夹脊穴、背俞穴、募穴,四肢的郄穴、原穴、络穴。对于病变部位出现的敏感点、条索状物、结节等,一般做重点叩刺。

(3)局部叩刺法:在病变局部取穴进行围刺或散刺的一种叩刺方法。此法又分为直接局部叩刺法和相对局部叩刺法。

1)直接局部叩刺法:扭伤,直接叩刺瘀肿疼痛局部;斑秃,直接叩刺脱发处;神经性皮炎,直接叩刺皮损部位;风湿性关节炎,直接叩刺疼痛关节。

2)相对局部叩刺法:取与患部相对应的部位施术,如单纯性甲状腺肿,可叩刺肿大的甲状腺后,再叩刺项部的相邻穴位;胆囊炎,叩刺胆囊区皮肤后,可再叩刺其背部相对应的穴位,如胆俞穴。

**5.皮肤针疗法叩刺部位的确定**

(1)皮肤针叩打的部位分常规部位、重点部位和局部部位。

1)常规部位:位于背部脊柱两侧,自胸椎起至骶部为止,各纵刺1~2行,第1行距脊椎棘突1~2cm,第2行距棘突3~4cm。临床多数疾病都把叩打这些部位作为常规疗法。

2)重点部位:临床上,当患某些病症时,可在脊柱两侧或一定经穴上出现反常病理反应,即阳性反应物和阳性反应,如结节、条索状物、泡状软性物及局部的酸、麻、胀、痛感等。这是疾病性质和发展的重要指征,也是决定治疗部位和检验疗效的标志。

所谓重点叩打部位,就是在这些异常反应区进行重刺或密刺。

3)局部部位:局部部位叩刺,即叩打平常所说的"阿是穴",即在病情反应的部位进行叩打。如胸部疾患,宜沿肋间横向叩打;乳部疾患,宜绕乳房环刺;头部疾患,则可由前额至后枕进行纵刺。局部部位叩刺也可沿经络或神经分布叩打。

(2)皮肤针疗法叩刺部位的确定要遵循以下2个原则。

1)通过经络检查法确定首选部位:根据患者病情、病症,耐心细致地用拇指的指腹在患者体表反复循按、触摸、推压,询问患者的感觉,观察患者的表情,找出病区及邻近部位、脊柱及其两侧的阳性反应处,如结节状物、条索状物、泡状软性物及局部的酸、麻、胀、痛等感觉异常处。如慢性肝炎患者,可在肝俞穴附近摸到结节或条索状物;肺病患者,可见肺俞穴或中府穴有明显压痛;慢性支气管炎患者,在第1胸椎与第8胸椎两侧及腰部有条索状物及压痛,颌下可有结节;慢性胃炎患者,在第5胸椎至第12胸椎两侧有结节、条索状物及泡状软性物;慢性盆腔炎患者,在小腹、腰、骶、腹股沟有结节及条索状物。找出阳性反应处应立即做标记,因为这些阳性反应处是非常重要的治疗部位,更是皮肤针治疗的首选部位。

另外,阳性反应处的多少与病情的轻重多成正比,多则病重,少则病轻。叩刺后,随着阳性反应处的减少、减小或彻底消失,疾病也随之逐步减轻或痊愈。

总之,只要坚持长期叩刺这些疾病的阳性反应处,均能使其逐渐消失而达到治愈的目的。

2)远近配伍选配治疗部位:根据中医经络学说,叩刺局部后,再叩刺背部脊柱及其两侧和相关经络循行部位,即所谓远近配伍治疗,效果会更好。如头痛,除叩刺头痛部位和颈椎及其两侧外,还可以叩刺相关经络的循行部位。如前头痛可以加叩手、足阳明经肘和膝以下的经络循行部位;侧头痛加叩手、足少阳经肘和膝以下的经络循行部位;后头痛加叩手、足太阳经肘和膝以下的经络循行部位;头颈痛加叩手、足厥阴经肘和膝以下的经络循行部位等。又如胃及十二指肠溃疡,若先叩刺十二指肠体表投影区,再叩刺腰背部第7胸椎至第1腰椎之间及其两侧,最后叩刺足阳明胃经膝关节以下的循行部位,均会使疗效显著提高。

其中,脊柱两侧部位的叩刺,应用范围最广,既可治疗局部病变,又可治疗全身病变。所以说,远近配伍取穴,也是皮肤针疗法确定治疗部位的重要方法。

### (五)皮肤针疗法的适应证及禁忌证

#### 1.适应证

皮肤针疗法的适用范围很广,常用于头痛、感冒、脱发、神经衰弱、皮肤麻木、高血压、失眠、痿证、皮肤病及各类痛症(如关节痛、肋间神经痛、三叉神经痛)等;也可用于痛经、月经不调、面瘫、近视、慢性肠胃病、便秘等病症的治疗;还可以改善脑供血不足、缓解疲劳等。

#### 2.禁忌证

(1)治疗局部皮肤有破溃、创伤、瘢痕等病变者,不适宜使用皮肤针疗法治疗。

(2)有出血倾向、急性传染病和急腹症等患者禁用皮肤针疗法。

(3)身体极度衰竭、脉象虚弱、水肿的患者,皆不宜行皮肤针疗法。

(4)过饥、过饱、过劳、大汗、大渴、大怒、醉酒等患者,不可即刻使用本法,应休息调整一段时间,使体液得到补充、气血平静之后再行治疗。

### (六)皮肤针疗法的注意事项

(1)根据病症、病情、病位的不同进行辨证分析,选择确定叩刺方法、叩刺手法、刺激强度、刺激形式和叩刺部位或经穴。

（2）认真检查针具。针尖必须平齐、无钩、无锈；针柄与针尖连接处必须牢固,以防叩刺时滑动,影响操作。

（3）治疗前,针具和针刺局部皮肤或穴位均应严格消毒。

（4）治疗时,最好让患者平卧,尽量放松,配合医生,以免影响叩刺准确度而降低疗效;同时注意保暖,避免受凉;叩刺过程中还应随时观察患者的面色、神情及反应,以防晕针等不适情况的发生;叩刺时动作要轻捷,用力要均匀,落针要稳、准,做到垂直而下、垂直而起,切记不可有慢、压、斜、拖、钩、挑等动作,以免增加患者痛苦。

（5）临床实际操作中,皮肤针疗法配合拔罐疗法效果会更好。在配合应用拔罐时,针刺皮肤出血的面积要相当于火罐口径的大小为宜,出血量须适当,成人每次出血量应<10mL。

（6）叩刺部位要准确,每次叩刺间距控制在0.3～1cm为宜。循经叩刺时,叩刺间距约为1cm,叩刺8～16次即可。

（7）放血叩刺时,以血液不再自行流出或血色由紫黯转为鲜红为度。重刺出血后,局部皮肤可先用消毒干棉球擦拭,待不出血时再用碘附棉球消毒,以防感染。

（8）滚刺时,滚筒转动要灵活,速度较梅花针叩刺为慢,力度要适中。滚筒来回滚动要先轻后重,着力均匀,由上而下,自内而外,且不宜在骨骼突出部位滚刺,以免产生疼痛和局部出血。

（9）一般每日或隔日叩刺1次,连续治疗7～10日为1个疗程。如系慢性顽固性疾病,可持续治疗几个疗程,疗程间可间隔3～5日。

（10）治疗结束后,施术部位24小时内禁止着水洗浴,并应避风寒。

## 三、皮内针疗法

皮内针疗法又称埋针法,是以特制的小型针具刺入并固定埋藏于穴位皮内或皮下,利用其给皮部以微弱而较长时间的刺激来治疗疾病的一种方法。皮内针疗法是古代针刺留针方法的发展,是一种久留针法。

### （一）皮内针疗法的治病原理

皮内针疗法是利用刺入并固定埋藏于皮内的针具对机体皮部微弱而持久的刺激,再通过皮肤神经末梢感受器将这种刺激信号传入中枢,从而引起皮肤-内脏的反射作用,调整中枢神经系统的功能,最终使病理性兴奋灶得以恢复正常。皮内埋针不但能够持续刺激维持治疗作用,而且还能巩固疗效防止疾病复发,促使疾病痊愈。

### (二)皮内针针具分类

皮内针是以30号或32号不锈钢钢丝制成的小针,将其一小段极细的针体刺入穴位皮内或皮下,露出体外的针柄相对较大,可便于皮下埋针固定,是一种久留针针具。皮内针有颗粒型和揿钉型两种。

#### 1.颗粒型

颗粒型皮内针又称麦粒型皮内针。针身长约1cm,针柄形似麦粒或呈环形,针身与针柄成一直线。

#### 2.揿钉型

揿钉型皮内针又称图钉型皮内针。针身长0.2～0.3cm,针柄呈环形,在环形针尾部中央下端有一个细针尖,如同图钉似的,针柄与针身呈垂直状。

### (三)皮内针的操作方法

#### 1.颗粒型皮内针刺法

(1)根据病情选取穴位,然后常规皮肤消毒。

(2)以左手拇、示指按压穴位上下皮肤,稍用力将针刺部皮肤撑开固定,右手用小镊子夹住针柄,沿皮下将针刺入真皮内,针身可沿皮下平行埋入0.5～1cm。针刺方向一般与经脉循行方向呈十字形交叉。例如,在膀胱经背部第一侧线上的肺俞穴埋针时,经线的循行方向是自上而下的,进针方向则是自左向右或自右向左的横刺,使皮内针针体与经线成十字形交叉。

(3)皮内针刺入皮内后,将露出体外部分的针身和针柄与其下的皮肤以无菌敷贴或胶布覆盖固定,用以保持针身长时间固定在皮内而发挥刺激作用,避免日常活动而使针具移动或丢失。

#### 2.揿钉型皮内针刺法

揿钉型皮内针多用于面部及耳穴等须垂直浅刺的部位。

(1)根据病情选取穴位,然后常规皮肤消毒。

(2)以小镊子或持针钳夹住针柄,将针尖对准选定的穴位,轻轻刺入,然后以无菌敷贴或胶布粘贴固定;或用小镊子夹针,将针柄放在预先准备好的无菌敷贴或胶布上粘住,然后再手执敷贴或胶布将针尖对准穴位贴刺在选定的部位上。

(3)由于揿钉型皮内针针尾扁平且大,构造合理,埋针后平整,与皮肤紧密相贴不易移位,所以,临床应用较广,尤其适用于耳穴垂直浅刺。

### 3.埋针时间

皮内针固定后,埋针时间的长短,可根据病情决定。一般2～3日,秋冬季节可适当延长,最长可埋6～7日。暑热夏季埋针不宜超过2日,以防止感染。同一穴位埋针可间隔1周后再进行,不同穴位可以连续进行埋针治疗。疼痛性疾病,埋针治疗时间以疼痛缓解为度。埋针期间,应每日自行按压皮内针数次,以增加刺激量,提高疗效。

### (四)皮内针疗法的适应证

皮内针疗法适用于治疗一些慢性疾病及经常性发作的疼痛性疾病,如高血压、偏头痛、神经衰弱、三叉神经痛、面神经麻痹、支气管哮喘、胃脘痛、胆绞痛、关节炎、软组织损伤、月经不调、痛经、小儿遗尿等。

### (五)皮内针疗法的注意事项

(1)治疗局部、针具、镊子等要严格消毒。医生手部也应常规清洁、消毒。

(2)关节处、皮肤化脓感染处,治疗局部红肿、紫癜、瘢痕、溃疡处,不明原因的肿块处,均不宜埋针治疗。

(3)皮肤过敏、出血性疾病患者等不宜埋针。

(4)埋针宜选择较易固定和不妨碍患者肢体活动的部位或穴位进行治疗。

(5)埋针处要防止水浸、汗浸等情况发生。发现红肿要及时检查处理。有感染现象要立即取针,严重时给予常规外科清洁、消毒、包扎处理,如有发热等全身反应时,应给予抗生素或中药清热解毒药治疗。发生疼痛可以适当调整针刺深度、方向,调整无效可能有炎症发生,应取针处理。

(6)患者应用手指间断按压针柄,以加强刺激量,提高效果。但必须注意手卫生。

## 四、灸疗法

广义的灸疗法是指利用温热、寒冷或其他非机械性刺激源,通过对机体腧穴或特定部位进行刺激,从而激发经络、神经、体液的功能,调整机体各组织、器官、系统的失衡状态,最终达到防治疾病目的的一种治疗方法。

狭义的灸疗法是指用艾叶等可燃材料或其他热源在腧穴或病变部位进行烧灼、温烤,借灸火的温热力及药物作用,通过经络的传导,起到温经通络、调和气血、扶正祛邪作用的一种治疗方法。

### (一)灸疗法的治病机制

#### 1.局部温热刺激效应与药理效应

临床证实,施灸部位的皮肤外表温度上升高达130℃,皮肤下层温度最高可达56℃,说明灸疗法有温煦作用,且有较强的渗透力,皮下和肌层内的温度变化与表层不同,灸刺激不仅涉及浅层,也涉及深层。正是这种温热刺激,使局部皮肤充血,毛细血管扩张,增强局部的血液循环与淋巴循环,改善周围组织营养,缓解和消除平滑肌痉挛;使局部的皮肤组织代谢能力加强,促进炎症、瘢痕、水肿、粘连、渗出物、血肿等病理产物消散吸收;同时,使汗腺分泌增加,有利于代谢产物的排泄;还可以引起大脑皮质抑制的扩散,降低神经系统的兴奋性,发挥镇静、镇痛作用;同时温热作用还能促进药物的吸收,使药物有效成分通过血液循环,直达病变部位,发挥其药理效应。

研究发现,艾灸具有近红外辐射作用。人体既是一个红外辐射源,又是一个良好的红外吸收体。艾灸的近红外辐射为机体的活动提供了必要的能量,其所发出的近红外光量子能为机体所调控。在艾灸治疗过程中,近红外辐射作用于人体穴位时,具有较高的穿透能力,是一种有利于刺激穴位的信息照射,在产生"受激共振"的基础上,借助于反馈调节机制,纠正病理状态下能量、信息代谢的紊乱状态,从而达到恢复正常功能的目的。

#### 2.经络调控作用

人体是一个有机的整体,其五脏六腑、四肢百骸有相互协调的作用,这种作用主要通过机体自控调节系统来实现。其中,皮部起着接收器和效应器的作用,而经络则起着传递信息和联络的作用,因此,经络是一个多功能的调控系统。

研究发现,当在患者穴位上施灸时,痛阈可显著提高,局部皮肤温度可急剧上升,同时灸感可沿经络的走向循行,并且所有这些变化都与腧穴的位置、疾病的部位密切相关,说明灸疗法是通过腧穴经络而起作用的。

灸疗法的刺激通过经络的传递和调节,使机体出现相互激发、相互协同的效果,从而产生生理上的放大叠加效应和作用,最终使疾病治愈。

#### 3.免疫调节功能

灸疗法的治疗作用还可以通过调节人体的免疫功能实现,且这种作用呈双向性调节的特征,既可使免疫力低下者增强免疫,又可使免疫功能太过者恢复正常免疫。

临床研究证明,灸疗法能激活皮肤中某些神经末梢酶类参与机体的免疫调节,可增强白细胞的吞噬能力,加速各种特异性和非特异性抗体的产生,提高免疫效应,增强人体免疫功能,提升人体抗病能力。

灸疗法通过刺激穴位,激发经气,调动经脉的功能,使之更好地发挥行气血和调阴阳的整体作用。

综上所述,灸疗法的作用机制,是其产生的刺激效应,通过经络系统的传递,从而调动人体的免疫功能,以及药物吸收后产生的药理效应,共同作用于人体的五脏六腑、四肢百骸的病变部位,最终促进机体代谢平衡的调整,在相互协同、相互激发的作用下,产生治疗上的倍数效应。

### (二)灸疗法的作用

#### 1.温经散寒

人体的正常生命活动有赖于气血的作用,气行则血行,气止则血止,气血在经脉中运行,完全是由于气的推动。寒则气收,热则气疾,各种原因均可影响气血的运行,从而变生百病。气血的运行有遇温则散、遇寒则凝的特点,即气温则血滑,气寒则血涩。所以,凡气血凝涩,没有热象的疾病,都可以用温气的方法进行治疗。灸疗法应用其温热刺激起到温经通痹的功效。通过热灸对经络穴位的温热刺激,可以温经散寒,加强机体气血运行,达到临床治疗目的。因此,灸疗法可用于治疗血寒运行不畅、留滞凝涩引起的痹证、寒痛等疾病。

#### 2.行气通络

经络分布于人体各部,内联脏腑,外布体表、肌肉、骨骼等组织,是人体气血运行的通道。正常机体,气血在经络中周流不息,循序运行,有利于营养物质的输布。如果人体遭遇风、寒、暑、湿、燥、火等外邪的侵袭,则遇袭局部的气血凝滞、经络受阻,即可出现肿胀、疼痛等症状和功能障碍。通过灸疗可以调和气血、疏通经络、平衡功能。

#### 3.扶阳固脱

阳气是人生的根本。阳虚则阴盛,阴盛则为寒、为厥,元气虚陷,脉微欲脱。阳气不通于手足则手足逆冷,不通于胸腹则胸痛气喘、脘腹冷痛,甚而晕厥垂危,即古人所云"阳气衰于下,则为寒厥"。艾叶质纯阳,火属阳,艾火两阳相得,可起到扶阳固脱、回阳救逆的功效。

#### 4.升阳举陷

阳气虚弱不固可致机体上虚下实、气虚下陷,出现脱肛、阴挺、久泻久痢、崩漏、滑胎等病症。灸疗可益气温阳、升阳举陷、安胎固经。如脱肛、阴挺、久泻,通过灸百会穴可以起到良好效果,原理是灸治百会能提升阳气,以推而上之。另外,灸法对卫阳不固、腠理疏松者,也有较好疗效。

**5.拔毒泄热**

灸法对机体功能状态起双向调节作用,既能散寒,又能清热。对热证能够以热引热,使郁热之气解发,脏腑实热得以宣泄,起到拔毒泄热的作用。《备急千金要方》中记载"小肠热满,灸阴都,随年壮""痈疽初起七日内,开结拔毒灸最宜,不痛灸至痛方止,疮痛灸至不痛时""疮疡者,火之属,故引邪气出""肠痈屈两肘,正灸肘尖锐骨各百壮,则下脓血,即差""凡卒患腰肿、附骨肿、痈疽疔肿风、游毒热肿,此等诸疾,但初觉有异,即急灸之,立愈"等,皆说明灸疗有拔毒泄热的功效。

**6.防病保健**

艾灸有治疗作用,还有预防保健作用。《黄帝内经》中记载"犬所啮之处灸之三壮,即以犬伤病法灸之",以预防狂犬病。《针灸大成》提到灸足三里可以预防中风。因为灸疗可以温阳补虚,所以灸足三里、中脘,可使胃气常盛,而胃为水谷之海,荣卫之所出,五脏六腑,皆受其气,胃气常盛,则气血充盈;命门为人体真火之所在,为人之根本;关元、气海为藏精蓄血之所。常灸足三里、中脘、命门、关元、气海等穴可使胃气盛,阳气足,精血充,加强机体的抵抗力,使病邪难犯,达到防病保健之功。

**(三)灸法的分类及有关操作**

**1.按是否以艾绒作为施灸材料的主要成分将灸法分为艾灸和非艾灸**

(1)艾灸:以艾绒作为施灸材料主要成分的灸法,是临床最常用的一种灸法,属于热灸法的一种。

1)根据艾绒的组成成分将艾灸分为单纯艾灸法和药艾灸法两种。①单纯艾灸法:用单纯艾绒施灸。②药艾灸法:在艾绒中掺入其他药物施灸,以加强疗效。如雷火灸、太乙神针灸等。

2)根据施灸制品的形状及用法将艾灸法分为艾炷灸、艾条灸、艾饼灸和艾熏灸。

A.艾炷灸:将艾绒或药艾制成圆锥形的艾炷,并把艾炷作为施灸材料点燃后进行施灸的方法。艾炷灸有直接灸和间接灸之分:①直接灸,也称着肤灸,是直接将艾炷安放在施灸部位皮肤上进行施灸的一种灸法;②间接灸,也称隔物灸,是在艾炷与施灸部位的皮肤之间隔垫药物或其他物品而进行施灸的一种灸法。

常用隔物灸有隔姜灸、隔蒜灸、隔盐灸、隔附子灸等。

a.隔姜灸:用姜片作为隔垫物的一种施灸方法,具有温胃止吐、散寒止痛的功效。

操作:将鲜姜切成直径2~3cm、厚0.2~0.3cm的薄片,中间以针刺数孔,然后将姜片置于施灸部位的皮肤或穴位上,再将艾炷放在姜片上,点燃顶端施灸。施灸过程中如患者感到灼烫时,可将姜片略微提起,待灼烫感消失后,放下再灸。当艾炷燃尽,再易炷施灸。灸完所规定的状数,以使皮肤红润而不起疱为度。一般灸5~10壮。

适应证:常用于因寒而致的呕吐、腹痛及风寒痹痛等。

b.隔蒜灸:用蒜片或蒜泥做隔垫物的一种施灸方法,具有清热解毒、杀虫等功效。

操作:用鲜独头大蒜,切成厚0.2~0.3cm的薄片或捣泥制成蒜饼,中间用针刺数孔,置于应灸腧穴或患处,然后将艾炷放在蒜片或蒜饼上,点燃顶端施灸。为防止起疱,在施灸过程中可将蒜片缓慢提起数次。待艾炷燃尽,易炷再灸,直至灸完规定的壮数。一般灸5~7壮。

适应证:多用于治疗瘰疬、肺痨及初起的肿疡等病症。

c.隔盐灸:以盐做隔垫物的一种施灸方法,具有回阳、救逆、固脱等功效。

操作:用干燥的青盐研细,填敷于脐部,上置艾炷施灸。亦可在盐上再置姜片然后施灸。一般灸3~9壮,也可连续施灸不拘壮数,以待脉起、肢温、证候改善。

适应证:多用于治疗伤寒阴证、吐泻并作、中风脱证等。

d.隔附子灸:用附子饼作为隔垫物的一种施灸方法,有温补肾阳等功效。

操作:将附子研成粉末,用酒调和,制成直径约3cm、厚0.2~0.5cm的附子饼,中间以针刺数孔,放在应灸腧穴或患处,上置艾炷施灸。一般灸5~7壮。

适应证:多用于治疗命门火衰而致的阳痿、早泄或疮疡久溃不敛等病症。

B.艾条灸:将艾绒或药艾制成圆筒状长条形艾卷,然后点燃进行施灸。

a.根据施灸时艾条与施灸部位皮肤的距离分为实按灸和悬起灸。

实按灸:用点燃的艾条直接烧灼皮肤的灸法。

悬起灸:将点燃的艾条悬于选定的穴位或病痛部位之上进行施灸的方法。

b.根据艾条移动的方式将悬起灸分为温和灸、回旋灸和雀啄灸。

温和灸:将艾条点燃对准施灸部位,距皮肤3~5cm进行施灸。一般不移动艾条,以患者局部有温热感但无灼痛为宜。每处灸10~15分钟。灸至皮肤稍起红晕为止。多用于风寒湿痹及慢性病。

回旋灸:将艾条点燃对准施灸部位,悬于距皮肤2~3cm处,做平行往复回旋的施灸。移动范围约3cm,每处灸20~30分钟,以皮肤有温热感,出现红晕为度。这种灸法多适用于面积较大的病变,如风湿痹痛、软组织损伤、皮肤病等。

雀啄灸:将艾条点燃对准施灸部位,悬于距皮肤2~3cm处,忽远忽近地上下摆动,像麻雀啄食一样的施灸。一般每穴灸10～20分钟,以皮肤出现红晕为度。施灸时,应手法平稳,避免烫伤皮肤。多用于治疗急性病、晕厥等症。

C.艾饼灸:将艾绒或药艾制成薄饼状,然后将艾饼置于施灸部位上进行加热施灸。根据加热方式的不同将艾饼灸分为熨灸和日光灸两种。

a.熨灸:先将艾饼置于施灸部位,外覆盖几层纱布,然后用熨斗或热水袋在上面加热施灸。多用于痿证、风寒湿痹、寒性病等。

b.日光灸:将艾饼置于施灸部位,在日光下暴晒的一种灸法。施灸过程中要注意保护非灸区皮肤和眼睛,并防止中暑。本法适用于治疗皮肤色素变性疾病及风寒湿痹等症。

D.艾熏灸:利用艾烟或艾蒸汽进行熏蒸施灸的一种方法。根据方法不同将艾熏灸分为烟熏灸、蒸汽灸和温灸器灸。

a.烟熏灸:把艾绒放在容器中燃烧,用艾烟熏灸患处或穴位的一种治病方法。用于治疗风寒湿痹及痿证。

b.蒸汽灸:把艾叶或艾绒放于容器内加水煮沸,用蒸汽熏蒸患处的一种治疗方法。可边煮边熏,也可煮沸后倒入盆中再进行熏蒸。这种灸法适用于风寒湿痹。

c.温灸器灸:利用专门器具进行施灸的一种方法。这种方法可以长时间连续给患者以舒适的温热刺激,使局部发热,有利于气血运行,使用方便,适用于风寒湿痹、胃痛腹胀等。

(2)非艾灸:不以艾绒燃烧作为刺激热源的灸法。

根据刺激源的温度将非艾灸法分为热灸法、冷灸法和冰冻灸法3种。

1)热灸法:将温热作为刺激源的灸法。广义的热灸法包括艾灸法。

非艾灸法中的热灸法是指不以艾绒作为热源的一种灸法,包括灯火灸、药锭灸、电热灸、药熏蒸汽灸、黄蜡灸、化学灸、烟草灸等。

现在临床上常用的非艾灸法中的热灸法主要以电热灸和药熏蒸汽灸为主。①电热灸:用特制的电灸器将电能转化为热能或远红外线施用于穴位的一种灸法。常用电灸器有吹风式和可控温度式两种。②药熏蒸汽灸:根据中医辨证将多种药物组方,加水煮沸,利用蒸汽对病变部位或腧穴进行熏蒸施灸的一种治疗方法。具体操作见蒸汽灸。

2)冷灸法:又称天灸法、发疱法、无热源灸法、药物灸法等,是指在常温下用某种或几种对皮肤有一定刺激作用的药物作为刺激源,涂抹或贴敷于穴位上或病变部位,通过刺激肌表,使局部充血、发疱而达到灸治作用的一种治疗方法。如白芥子灸、斑蝥灸、甘遂灸、马钱子灸、生附子灸、蒜盐灸等。"三伏贴""三九贴"就是规定了具体施灸时间的冷灸法。

冷灸法也可以通过缩短贴敷时间来控制发疱,使贴敷部位只充血,不发疱。

3)冰冻灸法:以温度在0℃以下的刺激物作用于穴位,达到灸治目的的一种灸法。现在主要采用电子定位冷冻仪治疗,具体操作如下。

先将冷冻仪的温度设置好,轻症可将温度设置为-15～-10℃,重症为-25～-15℃;然后将冷冻柄接触到治疗部位主要穴位的皮肤上,打开开关开始施灸。冷冻2～3分钟移动1次,从中央逐渐向外扩展,如此反复冷冻操作。持续时间为20～30分钟,配穴部位冷冻10分钟即可。每日1次,7～10日为1个疗程。

冰冻灸法主要适用于湿热证或阴虚火旺证患者,起到清泻实热、滋阴降火的功效。临床多用于三叉神经痛、头痛等病症的止痛,乳腺炎、疔疮和皮肤病等疾病的治疗。

**2.灸疗法中的热灸法依照施灸时温度的高低分为烧灼灸和温热灸**

(1)烧灼灸:施灸时温度较高,热力较强,烧灼皮肤引起水疱和组织损伤,使发生无菌性化脓,结痂脱落后形成灸疮的一种灸法。因灸后留有瘢痕,故又称瘢痕灸。

艾炷灸中的直接灸,艾条灸中的实按灸,非艾灸中的药锭灸等均可直接烧灼穴位皮肤,温度较高,都属于烧灼灸。

狭义的瘢痕灸又名化脓灸,专指艾炷灸中直接灸的一种。

烧灼灸操作方法:施灸时先将所灸腧穴部位涂以少量的大蒜汁,以增加黏附和刺激作用,然后将大小适宜的艾炷置于腧穴上,用火点燃艾炷施灸。每次艾炷必须燃尽,除去灰烬后方可继续易炷再灸,待规定壮数灸完为止。

施灸时由于烧灼皮肤可产生剧痛,所以为缓解疼痛,可用手在施灸腧穴周围部位轻轻拍打。正常情况下,灸后1周左右施灸部位开始化脓形成灸疮,5～6周灸疮自行愈合,结痂脱落后而留有瘢痕。

烧灼灸临床常用于治疗哮喘、肺痨、瘰疬等慢性疾病。

瘢痕灸的准确概念是指在临床实际应用中,根据患者病情和治疗需要,为了加强疗效,在施术前就已经确定了为了达到治疗目的而需要施行化脓灸的预定方案,并按方案具体实施的一种灸法。多种灸法皆可施行化脓灸,如艾炷直接灸、天灸法、艾条实按灸、药锭灸等。但并非所有留有瘢痕的灸法都叫瘢痕灸,如因操作不当、感染等原因造成的留有瘢痕的灸法纯属意外,不属于瘢痕灸的范畴。

(2)温热灸:在施灸时,温度较低,热力温和,不损伤皮肤组织的一种灸法。因灸后不留瘢痕,故又称无瘢痕灸。

艾炷灸法中的间接灸,艾条灸法中的悬起灸和温和灸,艾熏灸法中的温灸器灸,非艾灸中的电热灸等均属于温热灸。

狭义的无瘢痕灸专指艾炷灸法中直接灸的其中一种。

温热灸操作方法:施灸时先在所灸腧穴部位涂以少量的凡士林,以使艾炷便于黏附,然后将大小适宜的艾炷置于腧穴上点燃施灸。当患者感到微有灼痛时,即可将艾炷压灭或用镊子取走,片刻后继续易炷再灸,按规定壮数灸完为止。一般应灸至局部皮肤出现红晕而不起疱为宜。因其皮肤无灼伤,灸后不化脓,不留瘢痕,所以温热灸在临床上应用最广。

温热灸适用于一切虚寒性疾病。

### (四)灸法的操作规程

(1)保持施灸环境安静、清洁、温度适宜。

(2)根据施灸腧穴或部位的位置,嘱患者采取适当体位,使施灸部位易于暴露且舒适。

(3)根据施灸方法的不同,清洁施灸部位的皮肤,必要时局部消毒后再进行治疗,如烧灼灸。

(4)施灸时要注意灸火温度的调节和患者耐受情况的观察。

(5)灸后要擦净皮肤上的艾灰,并检查有无艾火洒落,注意防火。

(6)施灸部位较多时,宜按照先上后下、先阳后阴、先左后右、先头身后四肢的顺序进行施灸。有时需先灸主穴,后灸配穴。

### (五)灸感和补泻

#### 1.灸感

灸感是患者接受灸疗时的一种自我感传现象。具体地说,就是机体在艾火物理和药理的双重作用下,体内的经气被艾火激发和推动,与病灶的邪气相搏,迫邪气外泄而引发的经气感应现象,表现为温热感循经脉传导。感传路线的宽窄与施灸面积的大小有关,感传所到处可有微汗、肌肉震颤、脏腑器官功能活动等现象。

灸感分以下3个时期。

(1)第一时期为灸火循经,多表现为:①透热,即热力向深处蔓延;②扩热,即热力向四周扩散;③传热,即热力向远处输送。出现这3种热感现象,说明体内经气被激活、推动,并已循经运行。

（2）第二时期为正邪相搏,表现为酸、麻、胀、痛、痒的灸感,表明体内经气被激发,自动与病灶邪气相搏。

（3）第三时期为开门驱邪,多表现为风、寒、凉、冷的灸感,表明体内经气已较充足,正在驱邪外出。

**2. 补泻**

灸疗法的补泻要依据灸感得气程度、施灸时间、灸火与体表的距离、施灸部位呈现的红晕等具体情况来操作实现。

（1）补法:距离皮肤3~5cm,施灸5~10分钟,皮肤慢慢呈现淡红色红晕或肌肉软组织呈现柔软状态,皮肤温度增加,说明已达得气程度。继续施灸10~15分钟,皮肤始终感觉有能承受的温热度,并且热度有渐向深部组织渗透的感觉。让灸火自然地燃烧,灸后按压施灸腧穴或部位5分钟左右。

（2）泻法:距离皮肤1~2cm,施灸1~2分钟,皮肤出现红晕,皮温急剧增加,患者有刺痛感,说明已达得气程度。继续施灸10分钟左右,同时速吹灰,保持火头鲜红。必须用手间断性地触摸施灸处皮肤,待皮温降低后再重复施灸,灸至皮肤鲜红、组织发热为度。灸后不按压施灸部位。

临床上灸疗法的补泻应根据患者病情、施灸方法、艾炷大小、施灸方案、壮数多少、药物、取穴等具体情况灵活运用。

病情:慢性病、虚寒证,宜用补法;急性病、实热证,宜用泻法。

取穴:如气海穴补气升阳,属补穴;肺俞穴疏风散寒,属泻穴。

灸法:热灸法,扶阳补气、温经散寒,以补为主;冷灸法、冰冻灸法,清热解毒、退热止痛,以泻为主。温和灸,为补法;雀啄灸,为泻法。

艾炷大小:虚寒证,宜选大艾炷;实热证,宜选小艾炷。

施灸壮数多少:施灸壮数多,属补法;施灸壮数少,为泻法。

药物:如甘遂逐水泄水,甘遂灸为泻法;附子补虚助阳,附子灸为补法;生姜温中散寒,隔姜灸为平补平泻法;大蒜清热解毒,隔蒜灸为泻法。

**（六）施灸后的反应**

**1. 皮肤潮红**

由于热力的作用,会使局部的毛细血管扩张,刺激血液流动,所以会出现皮肤潮红的现象。

### 2.灸疱

灸疱是灸疮的前期表现,多见于化脓灸。

### 3.灸疮

灸疮是瘢痕灸的特征性表现,出现灸疮,疗效相对较好。灸疮期间,亦要坚持温和灸,让灸疗效力持续,否则易出现病情反复。

### 4.口渴

艾灸后出现口渴,是正常现象。可以饮用温开水,千万不能饮用菊花茶等寒凉性质的饮料,以免影响艾灸的疗效。

### 5.灸感传导

施灸部位局部或远离施灸的部位产生的酸、麻、胀、痛、重、冷、热等的感觉,是灸疗起效的表现。

## (七)禁灸穴及艾灸的用量

### 1.禁灸穴

凡是不可施灸的穴位称为禁灸穴。

禁灸穴多分布于头面部、重要脏器和浅表大血管附近,以及皮薄肌少、筋肉结聚的部位。在这些穴位上施灸,可形成瘢痕,影响美观;损伤血管和重要脏器;瘢痕易引起肌腱挛缩,造成运动功能失常。

禁灸穴发展到清代总计为47穴。但是,随着医学的进步,大多数禁灸穴可以用艾条或温灸器给予温和的施灸。这样,既对治疗疾病有利,又不会对机体造成创伤。

现代中医临床总结认为,所谓禁灸穴只有4个:睛明穴、素髎穴、人迎穴和委中穴。另外,禁灸的部位还包括妊娠期女性的下腹部、腰骶部,一般乳头和阴部也不宜施灸。

### 2.艾灸的用量

艾灸的用量即是灸量。所谓灸量就是施灸时向体内导入的热量。

灸量主要取决于施灸时间的长短、施灸面积的大小以及施灸时所达到的热度。

施灸时间的长短主要由疾病的种类、病情的轻重、患者的体质等多方面因素决定。施灸面积的大小和施灸时所达到的热度主要由施灸时所用艾炷的大小、壮数的多少决定。

艾炷的大小,壮数的多少,可根据疾病的性质、病情的轻重、体质的强弱、年龄的大小以及施灸部位的不同全面考虑,全方位衡量,不能太过,也不能不足。一般按照每次施灸累计总和数计算,施灸壮数少则1～3壮,多则数十壮,甚至上百壮。一般情况下,前3日每日灸1次,以后每隔2~3日灸1次;急性病每日可灸2~3次,慢性病可隔3日、5日或7日灸1次。身体健壮、生病频率低的青壮年患者,所用艾炷宜大,壮数宜多;儿童、妊娠女性、老年人及久病体弱的患者,所用艾炷宜小,壮数宜少。在肌肉丰满的腰背、臀腹、臂等处,宜用大炷多灸;在肌肉浅薄的头面、颈项、四肢末梢,宜用小炷少灸。直接着肤灸,一般以麦粒大小艾炷为宜,每穴灸5~7壮,小儿3~5壮,每次灸3~5穴。

此外,在施灸时,还需结合病情,对沉寒痼冷、元气将脱等证宜大炷多灸,以温散寒凝、振奋阳气;对外感风寒则宜小炷少灸,不宜重灸,既可达到温经通络、驱散寒邪的功效,又不至于使火邪内郁而产生不良效果。

艾条灸法中的悬起灸:温和灸,每日10~15分钟;回旋灸,每日20~30分钟;雀啄灸,每日10~20分钟。

艾熏灸中的温灸器灸:温灸筒灸,每日15~30分钟;温灸盒灸,每日15~30分钟;温灸管灸,每日10~30分钟。

不同部位的施灸时间:头面部穴,灸20分钟左右;背部及四肢穴,灸25分钟左右;胸腹部穴,灸30分钟左右。

艾炷灸中的直接灸:瘢痕灸,每日7~9壮;无瘢痕灸,每日3~7壮。

艾炷灸中的间接灸:隔姜灸,每日5~10壮;隔蒜灸,每日5~7壮;隔盐灸,每日3~9壮;隔附子灸,每日5~7壮。

### (八)灸疗法的适应证

灸法不仅能治疗体表的病证,也可治疗脏腑的病证;既可治疗多种慢性疾病,又可救治一些急重危证。但主要是用于各种虚寒证和部分实热证的治疗。其应用范围涉及临床各科,大致包括以下内容。

(1)寒凝血滞、经络痹阻引起的病证,如风寒湿痹、痛经、经闭等。

(2)外感风寒之表证。

(3)中焦虚寒所致的呕吐、泄泻、腹痛。

(4)脾肾阳虚证,如久泻、遗精、遗尿、阳痿等。

(5)阳气虚脱,如晕厥等。

(6)中气不足、气虚下陷引起的内脏下垂等。

(7)外科疮疡初起或溃久不愈。

(8)阴虚热证,如喉痹、肺痨等。

### （九）灸疗法的禁忌证和注意事项

**1.禁忌证**

（1）凡暴露在外的部位,如颜面部,禁忌直接灸,以防形成瘢痕,影响美观。

（2）皮薄、肌少、筋肉结聚处,大血管、心脏、眼球等部位,妊娠期女性的腰骶部、下腹部,患者的乳头、阴部、睾丸等部位禁止施灸。另外,关节部位不可直接灸。

（3）对极度疲劳、过饥、过饱、醉酒的患者,有大汗淋漓、情绪不稳等状况的患者,以及行经期女性等均不宜施灸。

（4）高热、昏迷、抽搐期间的患者,或身体极度衰竭、形体太过消瘦等患者忌灸。

（5）患有精神病等无自制能力的患者以及患某些传染病的患者忌用灸法治疗。

（6）咯血、吐血、肝阳头痛、中风闭证、热毒旺盛等疾病慎用灸法。

**2.注意事项**

（1）施灸前要向患者说明灸疗的方法和注意事项。行瘢痕灸必须取得患者同意并签字后方可实施。一般以安全无创为主,不提倡用瘢痕灸。

（2）施灸时注意力要集中,以免艾条移动时烫伤皮肤。并注意防火。

（3）保持患者体位舒适、自然,保证取穴准确,便于操作。暴露部位冬季更要注意保暖。

（4）施灸要从小剂量开始,循序渐进。治疗慢性病,贵在坚持,否则难以收到预期效果。有些病症需注意施灸时间,如治失眠,宜睡前灸。

（5）对于糖尿病、肢体麻木、皮肤感觉迟钝者,应注意调节施灸温度,医生应随时用手触知患者施灸部位的温度,避免灼伤皮肤。

（6）如施灸部位出现水疱,小的无须处理,可自行吸收;大的可用碘附棉球消毒后,用一次性注射器抽吸,再以无菌纱布包扎。

# 第二节　推拿按摩

推拿按摩是中医外治的一种疗法,是在传统中医脏腑经络学说理论基础上,结合现代西医解剖和病理诊断进行治疗疾病的一种方法。

推拿按摩具体是指医生运用自己的双手手指或肘部等部位作用于患者的病变部位体表及不适所在或穴位处,根据人体经络、特定穴位的分布规律,运用推、拿、按、摩、揉、捏、点、拍等形式多样的手法,刺激人体的皮肤、肌肉、关节、神经、血管及淋巴管等处,进行治疗,达到疏通经络、理气活血、散瘀止痛、理筋整复、滑利关节、调节脏腑功能、祛邪扶正、调和阴阳功效的一种治疗技术。

## 一、推拿按摩的治病原理

### (一)促进新陈代谢

通过按摩刺激末梢神经,促进血液、淋巴液在血管、淋巴管及组织间的代谢过程,调节血管舒缩功能和血管的通透性,增加组织器官的营养,协调各组织器官间的功能,提高机体的新陈代谢水平。

### (二)机械热能原理

推拿按摩手法的机械刺激,将机械能转化为热能。提高机体局部组织的温度,促进毛细血管扩张,降低血液黏稠度,减小血液黏滞性,减少周围血管阻力,减轻心脏负担。血管扩张也使血液循环加快,可起到退热降温作用。

### (三)免疫抗炎作用

通过刺激机体组织的神经,使免疫应答功能增强。有资料表明,按摩背部两侧10分钟,可使白细胞总数轻度升高,白细胞吞噬指数和血清抗体明显增加。这充分说明按摩具有抗炎和提高机体免疫力的作用。

### (四)理筋整复、疏通瘀塞

运用按摩的捏、摇、扳、拨等手法,可以使关节脱位得以整复,错开的骨缝得以合拢,撕裂的软组织得以对位,血肿机化导致的粘连得以疏通。这些都有利于损伤组织的修复和功能重建。

### (五)恢复功能平衡

按摩可以缓解肌肉紧张,促进关节灵活性,消除身心疲劳。按摩也可以调节神经,既可以使神经兴奋,又可以抑制神经功能,调整神经系统使兴奋、抑制达到平衡,从而缓解症状、治愈疾病。

## 二、推拿按摩常用的手法

### (一)推法

医生利用自己的指、掌或肘部着力于患者体表一定部位或穴位上,进行单方向的直线或弧形推动的方法。

**1.根据操作方法的不同分类**

（1）直推法：以拇指外侧缘或指面或示指、中指指腹或掌根在一定部位或穴位上做直线向前推动。

（2）分推法：用双手拇指指腹自穴位向两旁分向推动的方法。

（3）平推法：用拇指、掌、拳或肘按经络循行路线或顺肌纤维方向平直向前推动的方法。

（4）合推法：用双手拇指指腹或掌面自按摩部位两侧向中间合拢推动的方法。合推法要求动作连续、灵活。

（5）旋推法：用拇指指腹或屈曲的指间关节在一定部位或穴位上做频频的回旋推动，用力要轻，以不带动皮肉筋脉为宜。

**2.根据施按部位的不同分类**

（1）掌推法：利用医生的手掌推动。要求轻而不浮，重而不滞。多用于胸、背、下肢等部位的按摩。

（2）指推法：利用医生手指推动的推法。多用于肌腱和腱鞘部位。

（3）肘推法：利用医生的肘部推动。多用于脊柱两侧。

（4）拇指分推法：多用于头部。具体操作是医生用双手拇指自前额正中线向两旁分推，要求双手动作一致，用力均匀。

（5）十指分推法：用于胸部。医生双手手指并拢自患者正中线沿肋间隙向两侧分推，亦称开胸顺气法。

（6）鱼际分推法：多用于腹部按摩。医生用双手鱼际自正中线沿肋弓向两侧分推。

推法具有行气活血、疏通经络、舒筋理肌、消积导滞、解痉镇痛、调和营卫等作用，可在人体各部位使用。推法常用于一条经络上的穴位。推法运用时用力要稳，着力部要紧贴皮肤，速度要缓慢均匀。

推法的补泻手法为：旋推为补，直推为清、为泻；顺经络循行方向施术为补，逆经络循行方向施术为泻。

**（二）拿法**

捏而提起谓之拿。拿法分捏拿法和抓拿法2种。

**1.捏拿法**

捏拿法是用拇指和示指、中指或用拇指和其余四指对称用力，捏拿一定部位和穴位进行一紧一松有节奏的提捏或捏揉肌肤的一种治疗方法。

**2. 抓拿法**

抓拿法是用拇指和示指或拇指和其余四指抓起局部组织然后迅速放开的一种方法。

拿法刺激性较强,多作用于有较厚的肌肉、筋腱等部位,常用于颈、肩、腹、腰及四肢经络、穴位的按摩;具有祛风散寒、通经活络、行气开窍、解痉止痛、去瘀生新等作用。

做拿法时动作要连贯,用力要循序渐进、由轻到重,不可突然用力。

**(三)按法**

按法又称压法、抑法,是用指、掌、拳或肘等部位以敏捷轻快的手法,用轻重不同的力量,在选定部位或穴位上进行有一定节奏或频率按压的一种方法。

按法根据施术手法的不同分为2种。

**1. 按拨法**

按压时医生有向上、下、左、右拨动的手法。

**2. 按扭法**

在按压操作基础上同时又在原位置上转动的手法。

按法根据施按部位的不同分为指按法、掌按法和肘按法3种。指按法适用于全身各部腧穴。掌按法常用于面积较大且平坦的部位,如腰背、腹部、下肢等。肘按法适用于体形较胖、感觉神经迟钝者及肌肉丰厚的部位,如腰背、臀部、大腿等部位。

按法具有安心宁神、镇惊止痛、开闭通塞、放松肌肉、矫正畸形的作用,常用于治疗实证。

按压时,因为用力一般较大、较集中,所以不可在被按部位的皮肤上滑动或移动,以免损伤皮肤,给患者造成不应有的痛苦。

**(四)摩法**

摩法是用指、掌等部位在患者的患病部位或特定部位进行有规律、有节奏的顺时针或逆时针的环形摩动或直线往返摩动的一种按摩方法。

**1. 按医生所用手掌部位的不同分为指摩法和掌摩法**

(1)指摩法:用除拇指外的其余四指指面附着在治疗部位上做环形而有节律的抚摩,多用于面部、胸部或某些穴位。

(2)掌摩法:用掌摩动,多用于胸、腹、腰、背、足等部位。

**2. 按施术手法的不同将摩法分为直摩法和旋摩法**

(1)直摩法:是指做直线往返形式的摩法。

（2）旋摩法：即环形摩法。

摩法轻柔缓和，常用于头面部、胸腹部、腰背部、胁肋部和四肢部的治疗操作，具有和中理气、行气活血、消积导滞、祛瘀消肿、健脾和胃的作用。

摩法的补泻：掌摩为补，指摩为泻；缓摩为补，急摩为泻；腹部环形摩，顺时针为泻，逆时针为补；其他部位环形摩，顺时针为补，逆时针为泻。

### （五）揉法

以指腹、掌根等部位着力，固定于受限病变部位或某一穴位，做温柔和缓的环旋活动。每分钟保持50～90次的频率。多用于需缓解疼痛、放松肌肉、促进循环的疾病。

### （六）点法

用指腹、指尖或屈曲的指间关节突起部分为着力点，按压于某一治疗点上的一种治疗方法，是由按法演化而成。

点法具有着力点集中、刺激性强的特点。点法包括拇指端点法、屈拇指点法和屈示指点法。

### （七）搓法

用双手掌面夹住一定部位，相对用力来回快速搓揉。常用于四肢经穴按摩。可以放松肌肉、刺激循环。

### （八）运法

用拇指或示指、中指、无名指指腹在穴位或一定部位上来回作弧形或环形运转。

运法有"顺运为泻，逆运为补""左运汗，右运凉""左运止吐，右运止泻"的说法。

### （九）捏法

捏法分捏脊法和挤捏法2种。

#### 1.捏脊法

用双手拇指和示指作捏物状手形，自腰骶开始沿脊柱交替向前捏捻皮肤，每向前捏捻三下，用力向上提一下，至大椎为止。然后以示指、中指、无名指指端沿脊柱两侧向下梳抹，每捏捻一遍，向下梳抹一遍。

操作时，所捏皮肤多少和用力大小要适当，而且要直线向前，不可歪斜。

#### 2.挤捏法

用双手拇指与示指、中指、无名指捏挤施术部位皮肤。自穴位或病变部位周围向中央用力捏挤，至局部皮肤红润和充血为止。

### (十)捻法

用拇指和示指指纹面捏住患者手指等小关节受伤部位,做对称性、反复交替地揉动。动作应匀速、灵活。

### (十一)㨰法

医生用手背近小指侧部位按压在一定的体表部位上,以腕部做前后、左右的连续不断滚动的手法。常用于缓解肌肉丰厚之处的疼痛。

### (十二)抹法

单手或双手拇指指纹面紧贴皮肤,做上下或左右的往返移动的方法。抹法在颜面部穴位按摩方面应用最多。

### (十三)拨法

拨法分拇指拨法和肘拨法。

#### 1.拇指拨法

以拇指指纹面垂直按于施术部位,用上肢带动拇指,做垂直于肌腱、肌腹等条索部位走向的往返用力推动。也可以两手拇指重叠进行操作。拇指拨法适用于周围肌腱、肌腹、腱鞘、神经干和穴位分布较多部位的治疗。

#### 2.肘拨法

肘拨法是以尺骨鹰嘴着力于施术部位做垂直于肌腹走向的往返用力推动,适用于腰背部、大腿等肌肉丰厚部位的治疗。

## 三、按摩的注意事项

在操作过程中,为了更加安全、有效地提高按摩效果,防止出现不良反应,按摩时应注意以下几个方面。

(1)按摩操作者要先修剪指甲,双手应保持清洁、温暖,同时应摘除戒指等有碍操作的物品,以免损伤被按摩部位的皮肤。

(2)按摩前要充分了解患者病情、症状,以确定按摩方法。按摩操作时,应保持室内干净、明亮、空气流通、温度适宜,周围环境应尽量保持安静。

(3)按摩前患者不可吸烟。过饥、过饱、醉酒时均不宜按摩。沐浴后需休息1小时再按摩。当风之处,不要按摩。大怒、大喜、大恐、大悲等情绪激动的情况下,不可立即按摩。

(4)尽量让患者保持精神和身体都要放松,呼吸自然,最好在患者呼气时再刺激穴位。操作过程中,要注意先轻后重,由浅入深,轻重适宜,严禁使用蛮力,避免擦伤皮肤或损伤筋骨。力度要做到以患者感觉轻微酸痛,但完全可以承受为宜。

(5)病变部位不同,按压的方法也不同。对于头面部、脑后部的穴位,用力要轻,力量要集中;颈部按摩用力也要轻柔,并要间断性按摩,不可持续太长时间,否则易损伤颈动脉,造成颈动脉内膜剥离的严重后果;指压胸部穴位时,适合用中指折叠法,适当通过指力加压,使按摩产生的感觉逐渐传导至背部,对心肺功能障碍者极有帮助;对腹部和腰部进行按摩时,要先排空大小便;臀部和大腿肌肉丰厚处,按摩力道可适当加强,也可借助道具进行刺激按摩;腋窝、腹股沟、颈前部都是动静脉浅层处,这里的血管最接近人体体表,进行按摩时千万不可损伤动脉血管。

(6)按摩过程中,如果因为动作不当或用力过猛等刺激引起头晕、心慌、恶心、面色苍白,甚至出冷汗、虚脱等不良症状时,应立即停止按摩,可让患者饮用热茶、糖水等来缓解不适,同时,可掐人中或十宣穴,也可点内关或用毫针刺激涌泉穴等进行急救。

### 四、按摩的适应证

#### (一)周围神经疾病
如三叉神经痛、面神经麻痹、肋间神经痛、坐骨神经痛、腓总神经痛等。

#### (二)肌肉韧带的慢性损伤或劳损
如颈肌劳损、背肌劳损、腰肌劳损、跟腱炎、网球肘等。

#### (三)闭合性的关节及软组织损伤
如腰椎间盘突出症(中央型禁止按摩)、腰肌扭伤、梨状肌综合征、半月板损伤、膝关节副韧带损伤、腕关节扭伤、指间关节挫伤等。

#### (四)骨质增生性疾病
如颈椎骨质增生(脊髓型者禁止按摩)、腰椎骨质增生、膝关节骨关节炎、跟骨骨刺等。

#### (五)内科疾病
如神经症、气管炎、肺气肿、胃炎、胃下垂、十二指肠溃疡、半身不遂、高血压、冠心病、糖尿病、胆囊炎、腹胀、头痛、失眠等。

#### (六)妇科疾病
如功能性子宫出血、月经不调、盆腔炎、痛经、闭经、乳腺炎、产后耻骨联合分离症、子宫脱垂、围绝经期综合征等。

## （七）儿科疾病

如小儿肌性斜颈、夜尿症、小儿脑性瘫痪、小儿麻痹后遗症、小儿消化不良、小儿腹泻等。

## （八）五官科疾病

如近视、耳鸣、咽喉炎、鼻窦炎、眼睑下垂等。

## 五、按摩的禁忌证

（1）对于有皮肤病及皮肤破损者，如湿疹、癣、疱疹、脓肿、蜂窝织炎、溃疡性皮肤病、烫伤、烧伤及一些开放性伤口处，不宜按摩。

（2）对于各种急性传染病患者不宜按摩，以免疾病扩散、传染和延误病情治疗。

（3）对于有感染性疾病者，如骨髓炎、骨结核、化脓性关节炎、丹毒等，均不宜进行按摩，以免炎症扩散。

（4）对于内、外科危重患者，如严重心脏病、肝病、肺病患者，急性十二指肠溃疡、急腹症及有各种恶性肿瘤者，不宜按摩。

（5）对于有血液病及出血倾向者，如恶性贫血、紫癜、体内有金属固定物等，按摩后易引起出血，均不宜按摩。

（6）对于体质虚弱经不起轻微手法作用和久病、年老体弱等耐受不住按摩的患者，应慎用按摩，以免造成昏迷或加重病情。

（7）对于极度疲劳、醉酒后神志不清、饥饿及饭后半小时以内的患者也不宜做按摩。

（8）对于诊断不明的急性脊柱损伤或其他疾病的患者，禁用按摩疗法。

（9）对于经期及妊娠期女性，不宜按摩。尤其不能按摩腰骶部、腹部和髋部，更不能按摩肩井、合谷、三阴交和昆仑等刺激性较强的穴位。

（10）对于急性软组织损伤而导致局部组织肿胀的患者，不可立即进行按摩。应先冷敷20分钟以上，至少等36小时以后再进行按摩。

## 六、临床按摩法选取

### （一）强心安神的按摩方法

#### 1.按压心区法

将右手拇指和示指、中指岔开，以第5掌骨头为重点着力点按压中庭穴。全掌由轻渐重施压至中等强度，持续按压3分钟。

### 2.点按乳房法

沿肋骨外侧按压库房穴和乳根穴。左侧为顺时针按压,右侧为逆时针按压,每次以中等强度按压5分钟。

### 3.回阳救急法

一手按压大陵穴,用拿法和点法;另一手按压中指端中冲穴,用掐法和点法。按压强度要大,视病情确定按压时间,以候气行。

### 4.补心宁神法

按压大椎穴1分钟,再以双手拇指和中指扣按在两侧心俞穴和膈俞穴位上,双手示指分别插向两侧肋间扣住不动,双手拇指、中指以揉法按摩1分钟。最后双手拇指扣住两侧膏肓穴,以指端拨筋向内合按,至患者胸部感觉舒适为宜。

### (二)清肺宽胸的按摩方法

### 1.开胸调气法

患者仰卧,医生双手拇指点按期门穴,继而转向上,向腋窝方向分推第2和第3肋弓,同时拨动两腋前面的筋。重复施术20次后再以掌根重手法按压中府穴、云门穴数次。最后用掌心按于库房穴,手指紧按紫宫穴、华盖穴,伴随呼吸用中等力按压,3~5分钟后徐徐抬起。

### 2.舒胸清窍法

先以双手示指、中指扣住两侧肩井穴,拇指缓推风府穴、哑门穴10余次;然后用双手拇指合按百劳穴1分钟,再分别同时缓慢点按两侧风门穴10余次;最后以双手拇指按压两侧肺俞穴,并扣拨20~30次。

### (三)疏肝理气的按摩方法

### 1.梳理肋弓法

患者仰卧,医生立其左,面向其足。先以掌指着肤,双手向外沿肋弓分推梳理5次,然后继以双手拇指分推肋弓5~7次,再以双手拇指点按两侧期门穴、章门穴;最后将双手五指分开插向两侧胁下,以提拢之势沿肋间隙向上梳理3次。

### 2.疏通气机法

患者仰卧,医生立其右,面向患者头部。先以右手示指、中指缓慢按压鸠尾穴、幽门穴;再以左手自然推开伸向右胁外下方第8~10肋部位,五指并拢,逐渐拢压,相对用力,气通则止。

### 3.清肝健脾的按摩方法

患者仰卧,医生立其右,面向患者头部。医生右手全掌着肤于剑突下,沿肋弓向患者右侧用摩法缓慢滑动10余次;再将拇指和示指、中指岔开,以第2掌骨头肌肉为着力点,按压上脘穴1~2分钟。

### (四)清胃利脾的按摩方法

#### 1.宽中和胃法

患者取平卧位,医生在其右侧以右手按于下脘穴,从右向左徐徐揉动。

#### 2.降胃祛浊法

用双手拇指齐按患者气冲穴,按压约半分钟,继而用双手拇指点按两侧足三里穴,使酸胀感传至足。

#### 3.清畅食道法

医生用掌根按压大包穴,嘱患者头偏向一侧,同侧单臂上举;然后依次点按周荣穴、食窦穴,待患者自觉食道通畅后,再自中府穴向大横穴轻而缓慢地推摩5~7次。按摩完一侧,再按摩另一侧。

#### 4.脾胃双调法

用左手拇指按压大椎穴,然后用右手拇指和中指分别拨按脾俞穴、胃俞穴、意舍穴和胃仓穴数十次。

### (五)调补肾阳的按摩方法

#### 1.开胸健肺法

用双手拇指重叠置于患者膻中穴,随患者呼吸运动按压数次,然后再用拇指点按膻中穴、中府穴、云门穴各5分钟。

#### 2.点按膀胱经法

用双手拇指指腹沿夹脊穴由胸椎开始,同时逐节点按脊柱棘突间隙旁的膀胱经各穴。每穴点按3~5秒。

#### 3.摩运肾俞法

用双手拇指点按申脉穴、肾俞穴;然后将双手搓热置于命门穴、肾俞穴进行摩运,直至两穴发热为止。

### (六)解郁化积的按摩方法

#### 1.推腹清脏法

患者仰卧,医生立于其左侧,面向患者足部。将右手岔开从剑突下推至中脘穴,以第

2掌骨头为着力点按压;然后用拇指和示指掐压于两侧腹哀穴约2分钟,最后再下推至气海穴。

### 2.按揉膀胱法

医生五指并拢,按压关元穴、中极穴,用摩法对膀胱徐徐揉动半分钟,然后逐渐变为掌压,由轻到重,用中等压力按压2分钟。

### 3.调气活血法

用双手拇指合点神阙穴后,再合点左侧肓俞穴,然后再合点气海穴,最后用双手拇指再分点两侧天枢穴。

### 4.点穴利湿法

先按揉石门穴、关元穴5分钟,再左右按揉石门穴与关元穴之间的"止泻穴"5分钟,最后双手搓热揞神阙穴数次。

# 第二章 脑系病证

## 第一节 头痛

头痛以头部疼痛为主要症状,可见于多种急、慢性疾病,其涉及范围甚广,病因病机也很复杂。本节所述头痛,主要是内科范围内以头痛为主要表现者。

头痛的病因多端,但不外乎外感内伤两大类。盖"头为诸阳之会""清阳之府",又为髓海所在。凡五脏精华之血,六腑清阳之气,皆上注于头,故六淫之邪外袭,上犯巅顶,邪气羁留,阻抑清阳,或内伤诸疾,导致气血逆乱,瘀阻经络,脑失所养,均可发生头痛。

### 一、临床表现

#### (一)外感头痛

头痛每因气候变化或感受外邪而发,反复发作,发时痛势阵阵,呈胀痛、刺痛,或头痛如裹,或搏动性头痛,其痛多偏于一侧,或左右交替,或满头皆痛,苔薄白,脉弦浮。

#### (二)肝阳上亢

头痛而眩,心烦易怒,夜眠不宁,或兼胁痛,面红口苦,苔薄黄,脉弦有力。

#### (三)气血亏虚

头痛绵绵,时发时止,过劳则甚,体倦无力,食欲缺乏,畏寒少气,苔薄,脉细无力。

#### (四)瘀血头痛

头痛如刺,经久不愈,痛处固定不移,记忆力减退,或头部有外伤史,舌质黯或有瘀斑,脉涩或弦紧。

### 二、针灸治疗

#### (一)外感头痛

治法:祛风通络。取手少阳、太阳、阳明经穴,针用泻法。

处方:风池、头维、通天、合谷。

随症选穴:前头痛加上星、解溪;头顶痛加百会、行间;后头痛加天柱、昆仑、后溪;侧头痛加率谷、外关、侠溪。

针灸方法:风池直刺1~1.5寸,使针感向前额扩散,如针感扩散到侧头部亦好;头维向后平刺0.5~1寸,使头胀感向周围扩散;通天根据头痛部位向前或向后平刺0.5~1寸,局部胀感;合谷直刺0.5~1寸,或沿掌骨骨膜刺入,使针感向上传导。并根据头痛部位采取近部或远部相配。前头痛者,近取上星,平刺0.5~1寸,局部胀感;远取解溪,头顶痛近取百会,可向前、后、左、右平刺0.5~1寸,针感局部胀痛;远取行间,斜刺0.5~1寸,酸胀感传向足背。后头痛近取天柱,直刺0.5~1寸,局部酸胀或向头顶部扩散,注意切不可向上方深刺;远取昆仑,直刺0.5~1寸,针感向下传至小趾;后溪,直刺0.5~1寸,局部酸胀。侧头痛,近取率谷,平刺0.5~1寸,针感局部酸胀;远取外关,针尖略向上斜刺1~1.5寸,使针感向下传导为佳;侠溪,直刺0.5寸,局部酸胀。用毫针泻法,持续行针5分钟,至头痛缓解后,亦可留针10~20分钟,间歇行针,而后出针。治疗一般隔日1次,病情较重者,亦可每日1次。

### (二)肝阳上亢

治法:平肝潜阳。取少阳、厥阴经穴,针用泻法。

处方:风池、百会、悬颅、行间、侠溪。

随症选穴:目赤加关冲。

针灸方法:风池、百会、行间、侠溪刺法同上。悬颅针向痛所,平刺0.5~0.8寸,使针感直达病所。目赤加关冲,点刺放血。治疗每日1次或隔日1次。

### (三)气血亏虚

治法:养血活络止痛。取任脉、督脉及背俞穴,针用泻法,并灸。

处方:百会、气海、血海、足三里、肝俞、脾俞、肾俞。

针灸方法:百会刺法同上。气海直刺1~1.5寸,局部酸胀或向下传导;血海直刺1~1.5寸,局部酸胀,可向上传导;足三里直刺1~1.5寸,针感向下传导;肝俞、脾俞向椎体斜刺1~1.5寸,肾俞直刺1~1.5寸,局部酸胀即可。用毫针泻法,并加灸。百会行直接灸或艾条灸,不行化脓灸。治疗隔日1次。

### (四)瘀血头痛

治法:活血通络。参考外感头痛证以分经分部取穴,乃取阳明、太阴经穴,针用泻法,或点刺放血。

处方：合谷、三阴交、血海，分经分部取穴。

针灸方法：合谷、血海刺法同上；三阴交直刺 1~1.5 寸，使针感向上传导；诸穴皆用泻法。分经分部取穴参见外感头痛型，刺法亦同，近部穴位出针后不按针孔，任其出血，或用三棱针点刺放血，亦可加灸。留针 15~30 分钟，间歇行针，隔日针治 1 次。

### 三、饮食疗法

#### (一)川芎白芷炖鱼头

制备与服法：川芎 3~9g，白芷 6~9g，鳙鱼头 1 个。将川芎、白芷用纱布包好，与鱼头共煮汤，缓火炖至鱼头熟透，饮汤。每日 1 次，连服数日。

方义与功效：川芎辛温，入肝、胆经，行气开郁，祛风燥湿，活血止痛；白芷辛温，入肺、脾、胃经，祛风燥湿，消肿止痛。鳙鱼甘温入胃，暖胃祛头眩，其头引二药上行，故治外感头痛较佳。

#### (二)刀豆茶

制备与服法：刀豆根 30g，黄酒 5mL，红茶 3g，共水煎服，每日数次，连服 3~5 日。

方义与功效：刀豆根苦温，治头风、风湿、腰脊痛，黄酒、红茶性温，善走上，故本方适用于外感头痛。

#### (三)白芷茶

制备与服法：白芷煎汤，调入白糖，代茶饮，每日数次，连服数日。

方义与功效：白芷辛温，入肺、脾、胃经，祛风、燥湿、消肿、止痛。白糖甘平，润肺生津，故本方适用于风湿性头痛。

#### (四)决明子粥

制备与服法：炒决明子 10~15g，粳米 100g，白菊花 10g。冰糖少许，先将决明子入锅炒至微有香气，取出待冷后，与白菊花同煎取汁，去渣，然后与粳米煮粥，煮熟后调入冰糖，每日 1 次，连服 1 个月。

方义与功效：决明子苦甘凉，入肝、肾经，清肝明目；粳米甘平，补中益气，健脾和胃；白菊花甘苦凉，入肺、肝经，疏风、清热明目、解毒。本方适用于肝阳上亢头痛。

#### (五)枸杞蒸蛋

制备与服法：鸡蛋 2 个，枸杞 15g，熟猪油 40g，精盐 1g，味精 1g，湿淀粉 10g，鲜汤 120mL，鸡蛋破壳入碗中搅散，加精盐、味精、湿淀粉，用冷鲜汤调散成蛋糊。枸杞用温开水去泥沙，沸水浸胀，蛋糊碗入笼，旺火沸水蒸 10 分钟，洒上枸杞再蒸 5 分钟，熟猪油与酱油一起蒸化,淋至蛋表面即成,每日1次,可常服。

方义与功效:鸡蛋甘平,入心、肾经,滋阴润燥,养血息风;枸杞子甘平,入肝、肾经,润肺,补肝血,明目。故本方适用于血虚头痛。

### (六)参附鸡汤

制备与服法:党参30g,附片30g,生姜30g,母鸡半只,母鸡去毛及内脏,洗净,入锅与党参、附片、生姜块炖汤,炖2小时,用葱、盐、味精等调味,每日2次佐餐服食,连服15日。

方义与功效:党参甘温,入脾、胃、肺经,益气健脾;附片辛大热,回阳救逆,温肾助阳;生姜味辛,性微温,发散风寒,温中祛寒。阳虚所致头痛,用之较佳。

### (七)天麻陈皮炖猪脑

制备与服法:天麻10g,陈皮10g,猪脑1个,将天麻、陈皮、猪脑洗净,放入砂锅中,加清水适量,隔水炖熟,分次服食,连服10日。

方义与功效:天麻味辛,性平,有息风、祛痰、止痉的作用;陈皮辛苦,性温,理气开胃,祛痰止嗽;猪脑甘寒,治头风,眩晕。故本方适用于痰浊头痛。

## 四、按摩治疗

### (一)一般按摩治疗

#### 1.体穴按摩

按揉印堂、太阳、百会、阳白、脑空各1～2分钟,以得气为度;提拿风池1～2分钟,以得气为度;推抹头部之督脉,太阳经及少阳经5条经线,由前向后,各推10～20遍,轻叩头部1～3分钟,以轻度酸胀痛为度,按揉肩井、合谷、列缺等1～2分钟。

#### 2.耳穴按摩

掐揉交感、肾上腺、内分泌、皮质下、太阳、脑点等反射区,以局部酸胀、皮肤红热为度;推抹对耳轮下端的颈椎反射区至耳垂部、头面部各部位的反射区,以局部酸胀、皮肤红热为度。

#### 3.足部按摩

按摩肾上腺、脑垂体、小脑、脑干、大脑、三叉神经、颈项等反射区,以局部酸胀、足部灼热为度。

### (二)分型按摩治疗

#### 1.风寒头痛

加按揉风门、合谷、肺俞等穴各1～2分钟,以得气为度;推按足太阳经的颈项段,以局部红热为度。

### 2.风热头痛

加按揉风门、大椎、肺俞、曲池等穴各1～2分钟,以得气为度。

### 3.风湿头痛

加按揉肺俞、脾俞、中脘、足三里等穴各1～2分钟,以得气为度。

### 4.肝阳头痛

加按揉期门、章门、日月、肝俞、太冲等穴各1～2分钟,以得气为度;推抹足窍阴2～3分钟,以局部红热为度。

### 5.肾虚头痛

加按揉太溪、三阴交、涌泉、曲池、肾俞、气海俞、关元俞等穴各1～2分钟,以得气为度。

### 6.气血亏虚头痛

加按揉膻中、气海、中脘、膈俞、血海、肝俞、足三里等穴各1～2分钟,以得气为度。

### 7.痰浊头痛

加按揉脾俞、胃俞、丰隆、内关、天突、足三里、中脘等穴各1～2分钟,以得气为度。

### 8.瘀血头痛

加按揉气海、膻中、膈俞、血海、肝俞等穴各1～2分钟,以得气为度。

### (三)随症按摩治疗

#### 1.伴眩晕者

加按揉天容、天窗、听会、风府、哑门等穴各1～2分钟,以得气为度。

#### 2.伴心悸、怔忡者

加按揉内关、公孙、心俞、厥阴俞、劳宫、三阴交、涌泉、膻中、天突、乳根等穴各1～2分钟,以得气为度。

#### 3.伴发热者

加按揉曲池、大椎、合谷、行间等穴各1～2分钟,以得气为度。

#### 4.伴腰酸腿痛者

加按揉肾俞、腰眼、环跳、承扶、委中、承山、昆仑、阳陵泉、足三里等穴各1～2分钟,以得气为度;推按髂胫骨(大腿外侧)10～20次。

## (四)预防按摩

### 1.体穴按摩

推头部五经10～20次,干洗脸10～20次,提拿风池穴1～2分钟,以得气为度。以上手法均每日1次。

### 2.耳穴按摩

推按双侧对耳轮下端至耳垂部,以局部酸胀痛、皮肤红热为度。每日进行1次。

### 3.足部按摩

按摩肾上腺、脑干、脑垂体、大脑、肾与膀胱等反射区,每次进行20分钟,每日1次,以足部烘热为度。

# 第二节　眩晕

眩是眼花,晕是头晕,两者常同时出现,故统称为"眩晕",轻者闭目即止,重者如坐舟车,旋转不定,不能站立,或伴有恶心、呕吐、汗出,甚则昏倒等症状。

中医对眩晕的成因有"诸风掉眩,皆属于肝""无痰不作眩""无虚不作眩"等学说。因情志失调,肝阳上亢,扰于头目;或饮食失调,素体肥胖,湿盛酿痰,痰湿中阻,蒙蔽清阳;或素体不足,病后体虚,思虑房劳过度,以致损伤心脾,气血不足,不能荣脑,肾精虚损,髓海不足等均可致眩晕。其病变脏腑主要在肝,同时涉及心、脾、肾。临床可分虚实辨证。实因肝阳、痰浊;虚因阴精、气血亏耗,且虚实之间往往夹杂为病。

## 一、临床表现

### (一)肝阳上亢

眩晕耳鸣,头痛且胀,每因烦劳或恼怒而头晕、头痛加剧,面色潮红,急躁易怒,少寐多梦,口苦,舌质红,苔黄,脉弦。

### (二)气血亏虚

眩晕动者加剧,劳者即发,面色苍白,口无华,发色无泽,心悸少寐,神疲懒言,饮食减少,舌质淡,脉细弱。

### (三)肾精不足

眩晕而见精神萎靡,少寐多梦,健忘,腰膝酸软,遗精耳鸣。偏于阴虚者,五心烦热,舌质红,脉弦细而数;偏于阳虚者,四肢不温,形寒肢冷,舌质淡,脉沉细无力。

### (四)痰浊中阻

眩晕而见头重如蒙,胸闷恶心,食少多寐,苔白腻,脉濡滑。

## 二、针灸治疗

### (一)肝阳上亢

治法:平肝潜阳。取足少阳、厥阴经穴,针用泻法。

处方:风池、行间、侠溪、肝俞、肾俞。

随症选穴:胁肋胀闷加阳陵泉。

针灸方法:风池直刺1~1.5寸,以针感向前额、侧头扩散为好;行间、侠溪直刺0.5寸,局部酸胀即可,用毫针泻法;肝俞向椎体斜刺0.5~1寸;肾俞直刺1~1.5寸,局部酸胀即可,用毫针泻法,留针15~30分钟,隔日针治1次。胁肋胀闷者,加阳陵泉,直刺1~2寸,以针感向下传导为好。

### (二)痰湿中阻

治法:和胃化痰。取足阳明、太阳经穴,针用平补平泻手法,并可加灸。

处方:头维、中脘、内关、阴陵泉、丰隆、解溪。

针灸方法:头维平刺0.5~1寸,局部酸胀,或向周围扩散;中脘直刺1~1.5寸,局部胀闷感;内关直刺1~1.5寸,局部酸胀即可;阴陵泉直刺1~1.5寸,使针感向下传导;丰隆直刺1~2寸,使针感向上、下传导;解溪直刺0.5寸,局部酸胀。阴陵泉、丰隆、中脘加用灸法。留针15~30分钟,隔日针治1次。

### (三)气血不足

治法:培补气血。取足阳明、背俞及督脉经穴,针用补法,可灸。

处方:百会、膈俞、脾俞、足三里、气海。

随症选穴:心悸加内关,失眠加神门。

针灸方法:百会平刺0.5~1寸,局部酸胀痛;膈俞、脾俞向椎体斜刺0.5~1寸;足三里直刺1~1.5寸,针感可向下放射至足背;气海直刺1~1.5寸,局部酸胀即可。诸穴均可加灸,留针15~30分钟,隔日针治1次。内关刺法同上,神门直刺0.5寸,局部酸胀。

### (四)肾精不足

治法:补肾益精、培元固本。取足少阴肾经、足太阴脾经、督脉经穴,针用补法,并可加灸。

处方:百会、四神聪、关元、足三里、肝俞、肾俞、三阴交。偏阳虚者加用灸法;偏阴虚者针用补法,每日 1 次,10 次为 1 个疗程。

针灸方法:百会、足三里、肝俞、肾俞针法同上;四神聪沿皮向前、后、左、右各刺 0.2 ~ 0.3 寸,局部有胀重感;关元斜刺 1.5 寸,自觉小腹、前阴有酸胀感;三阴交直刺 1 ~ 2 寸,局部小腿、膝、足底部有酸胀感。以上穴位均可采用补法。

## 三、饮食疗法

### (一)鲜芹菜汁

制备与服法:鲜芹菜 250g,洗净,用沸水烫 2 分钟,切碎绞汁,每次服 1 小杯,每日 2 次。

方义与功效:芹菜甘寒无毒,入肝、胃经,能降血压,平肝,镇静止痉,和胃止吐,利尿。肝阳上亢之眩晕用之较宜。

### (二)海带决明煎剂

制备与服法:海带 20g,决明子 15g,水煎,吃海带喝汤。

方义与功效:海带咸寒,入肝、肾、胃经,有泄热利水,消痰软坚功效。近年日本学者研究证实,海带有降压和抗癌作用;决明子甘苦微寒,入肝、胃经,能清肝明目,润肠通便。现代药理学分析,谓其含有大肠素、维生素 A 和葡萄糖等。故此煎剂适用于肝阳上亢所致眩晕。

### (三)何首乌粥

制备与服法:何首乌 60g,入砂锅煎取浓汁,去渣,入粳米 100g,大枣 3 枚,冰糖适量,同煮为粥,早晚服用。

方义与功效:何首乌味甘涩,微温,入肝、肾经,功能补肝肾益精血,凡肝肾精血亏虚,须发早白,心悸头晕等症,此为常用药,配粳米、大枣、冰糖等补中和胃,益气生血,肾精不足,阴不敛阳用之较佳。

### (四)海蜇荸荠汤

制备与服法:海蜇皮 50g,荸荠 100g,去皮切片煮汤,每日服 2 次。

方义与功效:海蜇咸平,入肝、肺经,有清热化痰、滋阴润肺、消积滑肠的作用;荸荠甘滑微温,入肝、胃、肺、大肠经,能生津止渴,清肝肺之热,补胃阴之不足,故阴虚阳亢之眩晕,服之适宜。

### (五)川芎罐鸡

制备与服法:川芎 15g,母鸡肉 250g,当归 30g,母鸡肉切成核桃样大块,放入瓦罐中,再将当归、川芎用粗眼纱布包好也放入瓦罐中,加水400mL,使其没过鸡肉,再将罐口用绵纸封严,上火蒸1.5小时,待肉烂,去药,即可食用,每日1次,连服3日。

方义与功效:川芎味辛性温,有行气活血、开郁等作用,为血中之气药;母鸡肉甘温,入脾、胃经,温中、益气、补精、填髓;当归味辛甘,微温,具有补血、养血之功效。故本方适用于血虚眩晕。

### (六)黄芪蒸牛肉

制备与服法:黄芪30g,牛肉500g,当归10g,红枣5枚,米粉100g,嫩豌豆100g,酱油50g,花椒面2g,生姜10g,葱花8g,麻油15g,胡椒面2g,香菜15g。将黄芪、当归烘干研末,红枣去核剁成茸泥,豌豆、牛肉、香菜洗净,牛肉切片,香菜切成短节,再将酱油、生姜、胡椒面、中药末与牛肉片拌匀,再加入枣泥、米粉、少量鲜汤调拌均匀。用豌豆垫底,牛肉放上面,入笼武火蒸熟后,文火慢慢蒸至牛肉熟透,取出,将酱油成汁,先洒上花椒面、葱花,再淋上汁即可,每日1次,可间断常食。

方义与功效:牛肉甘平,入脾、胃经,补脾胃,益气血,强筋骨;黄芪味甘,性微温,补中益气,补气生血;当归养血生血,故气血两虚之眩晕,宜用之。

### (七)陈杏薏苡粥

制备与服法:陈皮6g,杏仁15g,薏苡仁30g,粳米100g,先煎陈皮、杏仁,取汁与薏苡仁、粳米同煮成粥,每日1次,连服10日。

方义与功效:陈皮味辛苦,性温,理气开胃祛痰;杏仁苦辛,微甘性温,有降气祛痰,润燥通便的功效;薏苡仁甘淡,健脾渗湿;粳米甘平,补中益气,健脾和胃。故痰浊中阻之眩晕,宜用之。


## 四、按摩治疗


### (一)一般按摩治疗

#### 1.体穴按摩

按揉印堂、太阳、百会、四神聪、哑门、脑空、率谷等穴各1～2分钟,以得气为度;捏拿风池、风府、天容、天窗、肩井等穴各1～2分钟,以得气为度;用拇指推按双侧桥弓穴(桥弓穴位于耳后,自翳风到缺盆的一条线)各1～2分钟,以得气为度;用拇指自印堂沿眉弓水平线,由前向后推至天柱穴,每侧10～20次;用五指从前额沿督脉、少阳经、太阳经的头部循行线推至后头部10～20次;用双手拇指托住枕部,其余四指托住下颌部,向上牵引颈椎2～3分钟;按揉劳宫、足三里、三阴交、涌泉等穴各1～2分钟,以得气为度。

**2.耳穴按摩**

用示指第二指间关节推刮降压沟各1~2分钟,以局部酸胀、皮肤红热为度;掐揉高血压点、肾上腺、肝、肾、心、脾、膀胱、内分泌、神门等反射区,以局部酸胀疼痛、皮肤红热为度。

**3.足部按摩**

按摩肾、输尿管、尿道、膀胱、心、肝、脾、头面部、眼、内耳迷路、肾上腺、大脑、脑垂体等反射区,以局部酸胀疼痛、足部发热为度。

**(二)分型按摩治疗**

**1.心脏受累者**

加按揉厥阴俞、心俞、通里、神门、内关、公孙、膻中、气海、天突等穴各1~2分钟,以得气为度。

**2.脑血管受累者**

加按揉人中、长强、大椎、颊车、肩井、曲池、合谷、环跳、阳陵泉、太冲、太溪、昆仑、承山、委中等穴各1~2分钟,以得气为度。

**3.肾脏受累者**

加按揉肾俞、命门、腰阳关、三焦俞、气海俞、关元俞、膀胱俞、太溪、涌泉、复溜、阴谷等穴各1~2分钟,以得气为度;揉摩任脉小腹段,以使小腹发热为度。

**4.眼部受累者**

加按揉睛明、攒竹、丝竹空、瞳子髎、四白、迎香、头临泣等穴各1~2分钟,以得气为度。

**(三)随症按摩治疗**

**1.头痛、眩晕甚者**

加按揉太冲、肝俞、胆俞、肾俞、太溪、列缺、合谷、后溪等穴各1~2分钟,以得气为度。

**2.心悸甚者**

加按揉膻中、内关、公孙、神门、通里、劳宫、支沟、乳根、心俞、厥阴俞、膈俞、血海等穴各1~2分钟,以得气为度。

**3.出现高血压脑病而见剧烈头痛、恶心呕吐、偏身感觉障碍、偏瘫、失语、抽搐,甚至昏迷者**

点按人中、长强各3~5分钟,掐按十宣穴1~2分钟,以得气为度;按揉内关、太溪、合谷、丰隆、太冲等穴各1~2分钟,以得气为度。

### 4.耳鸣耳聋者

加按揉听会、颧髎、翳风、完骨、脑空、阳池、阳谷等穴各1~2分钟,以得气为度。

### (四)预防按摩

#### 1.体穴按摩

推头五经线10~20遍,每日1次;按揉太阳、印堂、风池、肩井等穴各1~2分钟,每日1次;搓揉掌心及足心至发热,每日1~2次;推胃经小腿段10~20遍,每日1次。

#### 2.耳穴按摩

推刮降压沟10~20遍,每日1次;搓揉心、肝、肾、膀胱、胆、小肠、肾上腺、内分泌、神门等反射区,以局部红热为度,每日1次。

#### 3.足部按摩

按摩肾、输尿管、尿道、膀胱、心、肝、肾上腺、脑垂体、大脑、太阳神经丛、内耳迷路等反射区,以局部酸胀疼痛、足部发热为度。

# 第三节　中风

中风又名卒中,因本病起病急骤,症见多端,变化迅速,与风善行数变特征相似,故以中风名之。本病是以猝然昏倒,不省人事,伴口眼歪斜,半身不遂,语言不利,或不经昏扑而仅以㖞僻不遂为主症的一种疾病。

人至中年,肝肾阴亏,肝阳上亢,或因形体肥胖,恣食肥甘,湿盛生痰,痰郁生热;或因情志不调,心肝气郁,久而化火酿痰,由此形成发病的病理基础,再因忧思、恼怒、嗜酒等病因以致阴阳失调,气血逆乱而致卒中之变。若肝风夹痰,横窜经络,则见中经络之轻症。若风阳痰火壅盛,气血逆乱,并走于上,蒙蔽心窍,阴阳严重失调,猝然昏倒,不省人事,是为闭证;若风阳痰火炽盛,正气亏虚,正不胜邪,出现阴竭阳亡,阴阳离厥,是为脱证,病情重,病位深,称为中脏腑,中风恢复期,因气血失调,运行不畅而遗留经络证候。

## 一、临床表现

### (一)中经络

病情较缓,症见半身不遂,肌肤不仁,舌强语謇,口角歪斜,神志尚清,舌苔黄腻,脉弦滑。

### (二)中脏腑

#### 1.闭证

证见神志昏昧,牙关紧闭,两手紧握,面赤气粗,喉中痰鸣,二便不通,脉弦滑而数。

#### 2.脱证

证见昏睡不醒,目合口张,手撒,遗尿,鼻鼾息微,四肢逆冷,脉细弱或沉伏。如见冷汗如油,面赤如妆,脉微欲绝或浮大无根。

### (三)中风后遗症

#### 1.半身不遂

(1)肝阳上亢、脉络瘀阻:半身不遂,患侧僵硬拘挛,兼见头痛,头晕,面赤耳鸣,舌红苔黄,脉弦紧有力。

(2)气虚血滞、脉络瘀阻:偏枯不用,肢软无力,面色萎黄,兼见肢体麻木,舌淡紫或有瘀斑,苔白,脉细涩或虚弱。

#### 2.语言不利

(1)气痰阻络:舌强语謇,肢体麻木,脉弦滑。

(2)肾精亏虚:心悸气短,腰膝酸软,音哑失语。

## 二、针灸治疗

### (一)中经络

治法:疏通经络、调和气血。取手足阳明经穴,辅以太阳、少阳经穴。病初可单刺患侧,病久则刺灸双侧,初病宜泻,久病宜补。

处方:口眼歪斜配地仓、颊车、合谷、内庭、太冲。

半身不遂,上肢配肩髃、曲池、手三里、外关、合谷;下肢配环跳、阳陵泉、足三里、解溪、昆仑。

随症选穴:口眼歪斜可轮流取攒竹、阳白、承泣、迎香、颧髎、瞳子髎、下关等穴;流涎加承浆;语言不利者加廉泉、通里。

半身不遂:上肢可轮流取肩髎、阳池、后溪等穴;下肢轮流取风市、阴市、悬钟、丘墟等穴。病程日久,上肢还可配大椎、肩外俞;下肢可配腰阳关、白环俞;如病侧肢体出现屈曲拘挛者,还可配阴经的穴位,肘部配曲泽,腕部配大陵,膝部配曲泽,踝部配太溪等。

针灸方法:口眼歪斜取地仓,向颊车方向或向迎香穴平刺1~1.5寸,有酸胀痛感,颊车直刺或向前斜刺0.5~1寸,或两穴互相透刺进针2~3寸;合谷直刺或向上斜刺1~1.5

寸,使酸胀感向上扩散为好;内庭直刺0.5寸左右;太冲向足底心斜刺1.5寸左右。半身不遂,上肢取肩髃,斜刺1~1.5寸,局部有酸胀感;曲池、手三里,直刺1~2寸,局部酸胀,或扩散至前臂,曲池穴还可使针尖略斜向肘关节屈面,有麻电感放散至指端;外关直刺1~1.5寸,局部酸胀并放散至指端;合谷刺法同上。下肢取环跳,直刺2~3.5寸,局部酸胀或有麻电感向下肢放散;阳陵泉、足三里,直刺1.5~2寸,针感向下传导;解溪直刺0.5寸左右,局部酸胀,或扩散至足背;昆仑直刺1寸左右,局部酸胀或向小趾放散。除上述常用穴位外,口角歪斜可轮流取攒竹、阳白、承泣、迎香、颧髎、瞳子髎、下关等穴。攒竹向下斜刺或平刺透鱼腰0.5~1寸;阳白向下刺透鱼腰1~1.5寸;承泣直刺1寸左右,注意嘱患者向上看,固定眼球,沿眶下壁缓慢进针,不提插捻转;迎香向上平刺0.5~1寸,颧髎直刺0.5寸左右;瞳子髎向太阳平刺0.5~1寸,下关直刺1寸左右。半身不遂者上肢还可轮流取肩髎、阳池、后溪等穴;肩髎向下斜刺1~2寸;阳池直刺0.5寸左右;后溪直刺1~2寸,酸胀感至手心。下肢轮流取风市、阴市直刺1.5~2寸;悬钟、丘墟直刺1~1.5寸。病程日久,上肢还可配大椎,针尖分别略向左、右斜刺1~1.5寸,使麻胀感放散至左右肩胛;肩外俞,直刺0.5~0.8寸,酸胀感向深部;下肢可配腰阳关、白环俞,直刺1~2寸,使针感向下传导。如病侧肢体出现屈曲拘挛者,肘部配曲泽,直刺1寸,使酸、麻、胀感扩散至中指;腕部配大陵,直刺0.5寸,使针感向指端放散;膝部配曲泉,直刺1~1.5寸;踝部配太溪,直刺透昆仑,使针感放散至足。口角流涎者,还可配承浆,直刺0.5寸,局部胀痛;语言不利者,配廉泉向舌根方向斜刺1~1.5寸,使舌根部及喉部有发紧感和发胀感;通里,直刺0.5~1寸,局部酸胀并向下传导。以上诸穴,病初用泻法,每日治疗1次。病程较久,可先刺健侧,后针刺患侧,即"补健侧、泻患侧"的治法,且可加灸,以温通气血。治疗一般隔日1次,留针15~30分钟。

### (二)中脏腑

#### 1.闭证

治法:启闭开窍。取督脉、十二井穴,毫针用泻法或点刺放血。

处方:人中、十二井、劳宫、丰隆、太冲。

随症选穴:若神志渐清,则减人中、十二井,以免损伤气血,酌加百会、印堂、风池、三阴交等穴,相机图治;牙关紧闭,加地仓、颊车;吞咽困难加照海、天突。

针灸方法:人中向上斜刺1寸;十二井穴用三棱针点刺放血;劳宫直刺0.5寸;丰隆直刺2寸;太冲透涌泉斜刺1~1.5寸,用毫针泻法。百会向后平刺1.5寸;印堂向下斜刺1寸;风池、三阴交直刺1.5寸。牙关紧闭,可取地仓或颊车互相透刺;吞咽困难,加照海直刺0.5～1寸;天突先直刺0.2～0.3寸,改向下平刺,紧贴胸骨后方进1～1.5寸,切莫深刺,不留针。

### 2.脱证

治法:回阳固脱。取任脉经穴,用大艾炷灸之。

处方:关元、神阙。

随症选穴:虚汗不禁加阴郄;虚阳浮越,加命门、肾俞、气海俞、涌泉。

针灸方法:关元、神阙(隔盐灸)穴用大艾炷灸之,不拘壮数,以汗收、肢温、脉起为度。虚汗不禁加阴郄;虚阳浮越,是将脱之危候,当大艾炷重灸命门、肾俞、气海俞、涌泉。

## 三、饮食疗法

### (一)桃仁决明蜜茶

制备与服法:桃仁(打碎)10g,决明子12g,水煎,加白蜜适量冲服。

方义与功效:桃仁苦甘,性平,入心、肝、大肠经,功能破瘀行血,润肠通便;决明子甘苦咸,性寒,能清肝益肾,降压通便。此茶活血降压、清肝益肾。加白蜜矫味,调和药性,可用于脑血栓形成阶段。

### (二)天麻钩藤白蜜饮

制备与服法:天麻20g,钩藤30g,全蝎10g。先将天麻、全蝎加水500mL,煎取300mL,加钩藤炖煮10分钟,去渣,加白蜜混匀,每次服100mL,每日3次。

方义与功效:天麻微辛,甘平,入肝经,功能息风止痉,通络止痛,用于眩晕、痉挛抽搐、肢体麻木、半身不遂等;钩藤甘微寒,入肝、心包经,能平肝清热,息风止痉,用于肝风内动,惊风抽搐;全蝎甘辛,性平,有毒,入肝经,功能息风止痉,活络止痛,治中风所致口眼歪斜。故风中经络,半身不遂者较宜饮用。

### (三)菊花粥

制备与服法:菊花去蒂,晒干研粉,每日用粳米100g,煮粥,粥成加菊花末15g,稍煮即可,早晚服用。

方义与功效:菊花,味甘,微苦微寒,能散风热,清肝炎,降血压,此粥用于中风患者及阳气上亢者。

### (四)复方黄芪粥

制备与服法:黄芪15g,炒白芍、桂枝各10g,生姜15g,煎浓汁,去渣,粳米100g,大枣4枚。煮粥入药汁,调匀服食,每日1次。

方义与功效：黄芪益气；白芍调血养营；桂枝温经通阳，助黄芪、白芍运行气血；生姜宣发；大枣益脾；粳米益阴补气。此粥用于中风后遗症，手足无力，肢体麻木不仁者，宜常服。

### (五)黄芪猪肉羹

制备与服法：黄芪30g，大枣10枚，当归、枸杞各10g，猪瘦肉(切片)100g，共炖服，加盐适量调味，食肉喝汤。

方义与功效：黄芪补气起痿，大枣补中益气，当归活血通络，枸杞滋补肝肾，猪肉滋阴补虚。此方滋阴助阳、补气活血，适用于脑血管意外后遗症，肢体痿废，手足麻木，半身不遂者。

### (六)益母草汁粥

制备与服法：益母草汁10mL，生地汁40mL，藕汁20mL，生姜汁2mL，蜂蜜10mL，粳米100g，粳米煮粥，待米熟时，加入上述诸药汁及蜂蜜，煮成稀粥，每日分2次温服，20日为1个疗程。

方义与功效：益母草味辛苦，性微寒，专入血分，功能行瘀血，生新血；生地滋阴补肾，此粥对肝肾阴虚，瘀血阻络之中风后遗症，效果较好。

### (七)参附粥

制备与服法：人参5~10g，附片30~60g，粳米50~100g，将人参、附片合煎1小时，取药汁与粳米煮成稀粥，缓慢喂服。每日1次，连服7日。

方义与功效：人参大补元气，抢救虚脱；附片味甘性热，温肾助阳，回阳救逆，凡阳气虚脱，四肢厥冷，脉微欲绝者，人参配附子以回阳救逆。故中风脱证，用之较佳。

### (八)羊肚粥

制备与服法：羊肚1个(洗净)，粳米100g，姜、葱、花椒、蒜适量，羊肚与米煮粥，候熟，加佐料，空腹食，每日1次，可间断常食。

方义与功效：羊肚甘温平，补虚，健脾胃；粳米，甘平，补中益气，健脾和胃，配合四味，适用于中风不遂，身体虚弱。

## 四、按摩治疗

中风多见于老年人，多有高血压及动脉硬化病史，突然出现口眼歪斜，语言不利，半身不遂，或有头晕目眩、头痛、耳鸣、手足麻木等症，严重者突然昏扑，不省人事，上述症状经抢救后仍有口眼歪斜、语言不利、半身不遂等症，既称为中风后遗症。其按摩手法如下。

### (一)一般按摩治疗

#### 1.体穴按摩

按揉颊车、听会、印堂、风池各1~2分钟,以得气为度;推按肝俞、肾俞、心俞、命门、腰阳关各1~2分钟,以得气为度;点按太冲、涌泉、足三里、手三里、合谷等各1~2分钟,以得气为度;从风池至骶部由上到下推压膀胱经线,每侧10~20次。

#### 2.头皮反射区按摩

用指揉法揉按头皮运动区、感觉区、语言区等反射区,以酸痛为度。

#### 3.耳穴按摩

掐揉交感、脑干、脑点、肾上腺、皮质下、面颊、眼等反射区,以局部酸胀痛、皮肤红热为度。

#### 4.足部按摩

按摩肾、肾上腺、小脑、脑干、大脑、脑垂体、心、肝等反射区,每处按摩1~2分钟,以局部酸胀痛、发热为度。

### (二)分型按摩治疗

#### 1.气虚血滞、痰瘀阻络者

体穴加按摩气海、膻中、脾俞、胃俞、足三里、三阴交等各1~2分钟,以得气为度;耳穴加掐揉脾、胃、心、肺等反射区,以局部酸胀、红热为度;足部按摩脾、胃、肺等反射区。

#### 2.风痰阻络者

体穴加按揉风门、大杼、脾俞、胃俞、太阳等各1~2分钟,以得气为度;耳穴加掐揉心、肺、三焦、膀胱等反射区,以局部酸胀、红热为度;足部按摩脾、胃、大肠、小肠等反射区,以局部胀痛发热为度。

#### 3.肝阳上亢、痰瘀阻络者

体穴加按揉太溪、光明、期门、京门、日月、三阴交、阳陵泉、阴陵泉等各1~2分钟,以得气为度;耳穴加掐揉高血压点、降压沟、肝、胆、肾、神门等反射区,以局部胀痛、红热为度;足部按摩膀胱、输尿管、甲状腺、甲状旁腺、三叉神经等反射区,以使局部胀痛、发热为度。

### (三)随症按摩治疗

#### 1.以口眼歪斜为主者

体穴加按揉睛明、攒竹、迎香、四白、地仓、瞳子髎、颧髎、下关等各1~2分钟,以得气为度;耳穴加掐揉目一、目二等反射区,以局部胀痛、红热为度;足部加按摩眼、耳、三叉神经、鼻等反射区,以局部胀痛、发热为度。

### 2.以语言不利为主者

体穴加按揉承浆、廉泉、天突、人迎、缺盆、人中等各1～2分钟,以得气为度;头皮加按揉语言区、感觉区;耳穴加掐揉咽喉、上颌、下颌、扁桃体、神门、肺、大肠、气管等反射区,以局部胀痛、红热为度;足部加按摩颈项、鼻、甲状腺、甲状旁腺等反射区,以局部胀痛、发热为度。

### 3.以半身不遂为主者

体穴加按揉肩髃、曲池、环跳、委中、承山、昆仑、劳宫、天宗等各1～2分钟,以得气为度;用滚法或揉摩法放松患侧肢体的软组织,每一肢体滚揉10～20次,被动活动患肢各关节至最大活动范围1～2遍,以保持关节正常活动范围;头皮加按揉感觉区;耳穴加按掐坐骨神经、颈椎、腰椎、胸椎、骶椎、尾椎、骨盆、膝关节、踝关节、肩关节、肘关节、腕关节以及手足等反射区,以局部胀痛、红热为度;足部加按摩颈椎、胸椎、骶椎、内尾骨、外尾骨、内侧坐骨神经、外侧坐骨神经、膝关节、肩关节、肘关节、腕关节等反射区,以局部胀痛、发热为度。

### 4.伴头晕、头痛、耳鸣、目眩者

体穴加按揉太阳、百会、四神聪、风池、翳风等各1～2分钟,以得气为度;推抹头部膀胱经、胆经、任脉之经线,从前至后10～20次;点按内关、京门、劳宫、膈俞、绝骨等各1～2分钟,以得气为度;耳穴加掐揉高血压点、降压沟、内分泌、三焦等反射区,以局部胀痛、发热为度。足部加按摩三叉神经、颈项、眼、耳、内耳迷路等反射区,以局部胀痛、发热为度。

### (四)预防按摩

#### 1.体穴按摩

按揉血海、足三里、三阴交、太溪、风池、阳陵泉、绝骨、太渊等各1～2分钟,以得气为度;推按膀胱经之背俞穴段,自上而下反复推10～20次;以局部烘热为度;搓揉双侧涌泉穴至发热为止,每日1～2次。

#### 2.耳穴按摩

掐揉高血压点、降压沟、内分泌、肝、肾等反射区,以局部胀痛、红热为度。

#### 3.足部按摩

按摩肾、肝、胆、脾、胃、肾上腺、大脑、小脑、脑干等反射区,以局部胀痛、红热为度。每日1～2次。

## 第四节　痫证

痫证是一种发作性神志异常的疾病,又名"癫痫"或"羊痫风",其特征为发作性精神恍惚,甚则突然昏倒,昏不知人,口吐涎沫,两目上视,四肢抽搐,或口中如做猪羊叫声,移时苏醒。

本证之形成,大多由七情失调,先天因素,脑部外伤,饮食不节,劳累过度,或患他病之后,造成脏腑失调,痰浊阻滞,气机逆乱,风阳内动所致。而尤以痰邪作祟最为重要,其病理基础是肝、脾、肾的损伤,而基本病理因素是风阳痰浊蒙蔽清窍,流窜经络。

### 一、临床表现

#### (一)风痰闭阻

在发作前常有眩晕、胸闷、乏力等症(亦有无明显先兆者),发则突然跌倒,神志不清,抽搐吐涎,或伴尖叫与二便失禁;也有短暂神志不清,或精神恍惚而无抽搐者,舌苔白腻,脉多弦滑。

#### (二)痰火内盛

发作时昏扑抽搐吐涎,或有叫吼,平日情绪急躁,心烦失眠,咯痰不爽,口苦而干,便秘,舌苔黄腻,脉弦滑数。

#### (三)心肾亏虚

痫证发作日久,健忘心悸,头晕目眩,腰膝酸软,神疲乏力,苔薄腻,脉细弱。

### 二、针灸治疗

治法:醒脑息风,豁痰开窍。取任、督、足厥阴、少阳、阳明经穴,针用泻法。

处方:百会、人中、后溪、涌泉、鸠尾、大椎、腰奇、间使、丰隆、太冲。

随症选穴:夜间发作加照海,白昼发作加申脉。

针灸方法:发作期,取百会、人中、后溪、涌泉。百会向后平刺1～1.5寸,局部胀痛;人中向上斜刺1寸左右,以痛感为主;后溪直刺1～1.5寸,酸胀感可扩散至整个掌部;涌泉直刺1寸左右,痛酸胀感可上传至踝部。四穴均用毫针泻法,持续行针或留针至患者清醒。病发于夜间者,加照海,直刺0.5～1寸;病发于白昼者,加申脉,直刺0.5寸左右。间歇期,取鸠尾、大椎、腰奇、间使、丰隆、太冲。间使直刺或向上斜刺1.5～2寸,使酸胀感向上扩散为好;鸠尾向下斜刺0.5寸左右,局部酸胀;腰奇为治疗癫痫的经验穴,位于第二骶椎棘突下,向上斜刺2～3寸,局部酸、胀、麻感,或可向上传导;大椎,直刺1～1.5寸,局部酸胀或可向下传导;丰隆直刺1.5～2.5寸,针感向上、下传导;太冲,斜刺透涌泉1.5～2寸,使针感上传,诸穴用平补平泻法,留针15～30分钟,间歇行针,每日或隔日针治1次。

### 三、饮食疗法

#### (一)明矾制橄榄

制备与服法:鲜橄榄12个,明矾1.5g(研极细末)。先将橄榄洗净,用刀划割纵纹,以明矾末撒入纹内,待明矾浸入橄榄,即可食用。每小时吃1～2个,细细咀嚼,咽汁吐渣。

方义与功效:橄榄酸涩甘温,入肺、胃经,能清肺解毒,生津化痰;明矾酸寒,入脾、胆经,善于祛痰开窍。此方善于清热化痰,故用于风痰壅盛者。

#### (二)青果白金膏

制备与服法:鲜青果500g(打碎),郁金250g,放砂锅内,加水1000mL,煮1小时滤出,再加水500mL,煎如前。两次药汁混合,文火浓缩至500mL,加明矾末100g,蜂蜜适量,收膏,每日早晚各服10mL,开水送下。

方义与功效:青果清肺化痰;郁金清心解郁;明矾祛痰开窍,三味协同,清热解郁,化痰开闭之力更强。本方用于风痰壅盛者。

#### (三)红蓖麻根煮鸡蛋

制备与服法:红蓖麻根60g,鸡蛋2枚。先将蓖麻根煮汁去渣,约200mL,趁沸打荷包鸡蛋,加黑醋10mL,每日1次,连服10日为1个疗程。

方义与功效:蓖麻根味淡微温,能解痉镇惊,祛风散瘀;鸡蛋滋阴安神,定风止惊;黑醋酸苦性温,引药入肝,风痰内盛、肝阳上亢者宜服用。

#### (四)羊肝平肝汤

制备与服法:羊肝60g,谷精草、白菊花各10g,慢火炖服,每日1次。

方义与功效:羊肝味甘苦,性凉,能补肝养血,治久病虚损;谷精草甘平,入肝、胃经,能疏散风热;菊花平肝。本方平肝养血,补中有清,对脾肾双亏者有效。

#### (五)丹参龙眼汤

制备与服法:丹参、龙眼、炒枣仁各15g,水煎,用适量白蜜调服,每日2次。

方义与功效:丹参味苦微寒,入心、肝经,能活血祛瘀,除烦安神,泻心肝之火,益肝肾之阴;龙眼肉能养血安神,健脾补心;炒枣仁能补益肝胆,滋养心脾。此方清肝热而补心脾,对久患癫痫,气血亏虚患者有补益作用。

## 四、按摩治疗

### (一)一般按摩治疗

发作时医生以示指掐点上唇人中穴,或用拇指掐点足心涌泉穴,待苏醒后,施用揉拿手三阴法,点按曲池、神门、内关、合谷穴,施揉拿颈项法,点按风池穴,以上各穴半分钟。嘱患者取仰卧位,医生面对患者头部,双手拇指由印堂穴推至太阳穴,再从印堂穴推至耳尖率谷穴,后又从印堂穴推至翳风穴,各行推法10遍。循督脉以双手拇指连续压迫大椎穴至神庭穴,重点揉按哑门穴和大椎穴。由上到下,多指揉按胸部3~5遍,点按鸠尾、中脘、阳陵泉、申脉穴。然后嘱患者取俯卧位,循膀胱经以双手掌从肩部推至腰骶部3~5遍,重点点按身柱、筋缩、腰奇穴。最后嘱患者取坐位,揉点哑门、大椎、身柱、后溪、内关、神门、合谷穴以利放松,至此结束,坚持每日1次,可明显预防发作。

### (二)头部按摩

选取双侧舞蹈震颤控制区、运动区、运用区、平衡区,手法由轻至重。

(1)患者端坐,医生或家属立于床边。

(2)以拇指按摩侧面贴于穴区上,依次以中等力度直推舞蹈震颤控制区、运动区及运用区,每个穴位推200次。

(3)患者取平卧位,医生或家属以拇指与示指、中指相对,在平衡区处做拿捏。

# 第三章　肺系病证

## 第一节　感冒

感冒是由感受风邪所致的一种常见的外感疾病。临床表现主要以头痛、鼻塞、流涕、打喷嚏、恶寒、发热、脉浮为特征。病情有轻有重,轻者一般为伤风,重者称为重伤风,如在一段时间内广泛流行,证候多相似者,称为时行感冒。

感冒的发生,为外邪乘人体御邪能力不足之时,侵袭肺卫所致。常见于气候突变,寒温失调,机体感受风寒或风热等邪气。外邪从口鼻而入,肺卫首当其冲,出现肺卫症状。由于感邪性质和体质差异,其病理改变又有所别。若感受风寒湿邪,则皮毛闭塞,邪郁于肺,肺气失宣;感受风热暑燥之邪,则皮毛疏泄不畅,邪热犯肺,肺失清肃。综上所述,邪袭肺卫,卫表失和,肺失宣肃为本病的主要病机。

### 一、临床表现

#### (一)风寒感冒

鼻塞声重,打喷嚏,流清涕,喉痒,咳嗽,痰多清稀,口不渴或渴喜热饮,甚则恶寒发热(寒重热轻),无汗,头痛,肢体疼痛,舌苔薄白而润,脉浮,恶寒甚时脉浮紧,发热时脉浮数。

#### (二)风热感冒

发热有汗,微恶风寒,头胀痛,鼻塞流浊涕,微渴欲饮,咽燥或红肿疼痛,咳嗽,痰黄黏稠,苔薄白微黄,脉浮数。

### 二、针灸治疗

#### (一)风寒型

治法:祛风散寒,解表宣肺,取手太阴、阳明和足太阴经穴,针用泻法,并可加灸或拔火罐。

处方:风池、风门、肺俞、列缺、合谷。

随症选穴:头痛加太阴、印堂;鼻塞加迎香或鼻通。

针灸方法:风池应针尖向鼻尖方向斜刺0.8~1.2寸,针感宜向头颞部放射,可止疼痛通鼻窍,若头痛不止加太阴、印堂,鼻仍不通加迎香或鼻通。风门、肺俞内为肺脏不可深刺,成人一般可直刺0.3~0.5寸,同时可配合灸法或拔罐。列缺向肘上斜刺0.3~0.5寸。合谷直刺0.5~1寸,针用泻法,反复行针,致微汗出,留针20~30分钟,每日1~2次。

**(二)风热型**

治法:疏散风热,清利肺气。取手太阴、阳明、少阳经穴,针用泻法或用三棱针点刺放血。

处方:大椎、曲池、合谷、外关。

随症选穴:咽喉疼痛加少商、鱼际;咳嗽加尺泽、肺俞、天突;痰多者加丰隆;体虚者加足三里。

针灸方法:上述诸穴,多为直刺,只针不灸,唯少商常用毫针浅刺放血或三棱针点刺放血。天突要严格掌握针刺角度,先直刺0.2寸,然后将针尖转向下方,紧靠胸骨后面,刺入1~1.5寸。大椎、曲池、合谷为清热要穴,可用透天凉手法,操作时既要保证一定的刺激量,又要防止针刺不当造成损伤。此三穴每次不必悉用,高热时三穴同用,热度不高时可选用1~2穴即可,留针15~20分钟,每日针刺1~2次。

## 三、饮食疗法

### (一)姜糖饮

制备与服法:生姜片15g,葱白3cm长3段,加水500mL,煮熟加红糖20g,趁热一次服下,盖被取微汗。

方义与功效:生姜味辛性温,主受风寒而头痛,鼻塞,生用发散,熟用和中,故能止呕吐,除风寒湿热;葱白辛温,能通阳、宣痹,发汗解表;红糖性温,和中散寒。此饮可治风寒感冒,发热头痛,身痛无汗。

### (二)葱豉汤

制备与服法:连须葱白30g,淡豆豉10g,生姜3片,加水500mL,煎成再加黄酒30mL,煎煮,服后盖被取汗。

方义与功效:淡豆豉味辛性温,有解表除烦的功效,适用于感冒发热、头痛、无汗、胸中烦闷等症,配葱姜辛温散寒,对风寒感冒能缩短病程。

### (三)姜苏饮

制备与服法:生姜15g,紫苏叶10g,放入砂锅或搪瓷杯,加水500mL,煮沸,加入红糖20g,趁热服,每日2次。

方义与功效:紫苏叶辛温,功能散寒解表,健胃止吐,理气安胎,配合生姜和胃降逆,红糖暖胃和中。此方对风寒感冒有效。

### (四)桑叶菊花饮

制备与服法:桑叶、菊花、薄荷、甘草各10g,合后用滚水冲泡,代茶频服。

方义与功效:桑叶与菊花皆甘苦微寒,入肝、肺经,功能疏散风热,清肺止咳;薄荷辛凉,亦入肺、肝经,功能疏散风热,清头目,利咽喉;甘草能清热解毒,调和药性。此方对风热型感冒,药力甚专。

### (五)杭菊糖茶

制备与服法:杭菊花30g,放茶壶内用开水浸泡,加白糖适量,代茶频饮。

方义与功效:菊花甘苦微凉,入肝、肺经,《本草纲目拾遗》中记载其能"通肺气止咳逆,清三焦郁火"。此方对风热型感冒效果较好。

### (六)银花薄荷饮

制备与服法:银花30g,薄荷10g,鲜芦根60g。先将银花、鲜芦根加水500mL,煮15分钟,后下薄荷煮沸3分钟,滤出加适量白糖,温服,每日3~4次。

方义与功效:银花甘寒,入肺、心、胃经,能清热凉血解毒,用于各种热性病初起,与薄荷同用,清热之力更甚;芦根甘寒,入肺、胃经,能清泻肺热,宣毒透疹,生津止渴,与银花、薄荷相配,对发热较重的风热型感冒效果较好。


## 四、按摩治疗

### (一)一般按摩治疗

#### 1.体穴按摩

用手推按头部膀胱经(从攒竹到枕后天柱穴)10~20遍;用拇指推按胆经侧头部,即从太阳穴到风池穴10~20遍;点按揉风池、风府、天柱、百会、印堂、太阳等穴各1~2分钟,以出现酸胀疼痛得气为度。

#### 2.耳穴按摩

掐揉肺、大肠、膀胱、肾上腺、内分泌、咽、小肠等反射区,以局部酸胀疼痛、皮肤发红为度。

### 3.足部按摩

按摩肺、大肠、肾、输尿管、尿道、膀胱、肾上腺、腹腔神经丛等反射区,以局部酸胀疼痛、足部发热为度。

### (二)分型按摩治疗

#### 1.风寒型

加按揉列缺、外关等穴1～2分钟,以得气为度;捏拿合谷穴10～20次,以得气为度。

#### 2.风热型

加掐按少商穴1～2分钟,以得气为度;按揉大椎穴1～2分钟,以得气为度,然后提捏局部皮肤直至出现紫红色红斑;按揉曲池穴1～2分钟,以得气为度。

### (三)随症按摩治疗

#### 1.头痛甚者

加按摩太阳、百会、四神聪、合谷等穴各1～2分钟,以得气为度;掐拿合谷穴10～20次;推按列缺穴1～2分钟,以得气为度。

#### 2.发热甚者

加按揉大椎穴1～2分钟,以得气为度;掐按十宣穴各1～2分钟,以得气为度。

#### 3.咳嗽甚者

加按揉太渊、中府、丰隆、风门、天突、肺俞等穴各1～2分钟,以得气为度;用掌根推膀胱经胸背段10～20次,以局部出现酸胀、皮肤红热为度。

#### 4.体虚感冒者

加按揉足三里、三阴交、涌泉、人中等穴各1～2分钟,以得气为度。

### (四)预防按摩

#### 1.体穴按摩

用双手鱼际从嘴角沿鼻两侧向上推至印堂处,再向两侧推抹眉头至太阳穴,如此反复5～10次,使局部烘热为度,每日1次,每日按揉风池穴1次,每次3～5分钟,以得气为度。

#### 2.耳穴按摩

按揉肾、肺、膀胱、肾上腺、内分泌等反射区,以局部酸胀、皮肤红热为度。

#### 3.足部按摩

按摩肾、输尿管、尿道、膀胱、太阳神经丛、肺、鼻、扁桃体、上身淋巴结、下身淋巴结等反射区,以局部酸胀疼痛、足部发热为度,每日1次。

# 第二节 咳嗽

咳嗽是由外感或内伤等因素,导致肺气上逆,冲击声道,发出咳声,或咳出痰液的一种病证。历代将有声无痰称为咳,有痰无声称之嗽,临床多痰声并见,很难截然分开,所以一般统称为咳嗽。

本病根据其发病原因,分外感、内伤两大类。外感咳嗽为外邪侵袭肺系,由于感受外邪不同,临床表现为风寒、风热等不同的证候。内伤咳嗽由脏腑功能失调引起,因肺脏病变,或其他脏病变,累及肺脏而致。常见的脾虚生湿,湿聚成痰,痰湿上渍于肺,壅遏肺气;以及肝气抑郁,郁久化火,火盛灼津,肺失清肃,均能导致咳嗽。外感咳嗽多见于新病,常突然发生,见肺卫表证,属于邪实;内伤咳嗽多是宿疾,常反复发作,迁延不愈,多见邪实正虚。不论外感、内伤咳嗽,均属肺系受病,肺气上逆。

## 一、临床表现

### (一)外感咳嗽

#### 1.风寒袭肺

咳嗽声重有力,气急欠平,咳痰稀薄色白,伴头痛,鼻塞,鼻流清涕,形寒无汗,苔薄白,脉浮紧。

#### 2.风热犯肺

咳嗽气粗,或咳声嘎哑,痰黏稠或黄稠,咯痰不爽,口干咽痛,伴鼻流黄涕,头胀痛,恶风,汗出,身热不适,舌苔薄黄,脉浮数或兼滑。

#### 3.风燥伤肺

干咳,连声作呛,喉痒,咽喉干痛,唇鼻干燥,无痰或痰少而粘连成丝,不易咯出,或痰中带血丝,口干,初起或伴鼻塞、头痛、微寒、耳热等表证,舌质红,苔薄白或薄黄,或舌质红,干而少津,脉浮数或小数。

### (二)内伤咳嗽

#### 1.痰湿蕴肺

咳嗽反复发作,咳声重浊,痰多,因痰出而咳平,痰黏稠或稠厚成块,色白或带灰色,每于早晨或食后而咳甚痰多,进甘甜油腻食物加重,胸闷脘痞,呕恶,食少,体倦,大便时溏,舌苔白腻,脉象濡滑。

### 2.肝火犯肺

上气咳逆而作,咳时面赤咽干,常感痰滞咽喉,咯之难出,量少质黏,或痰如絮条,胸胁胀痛,咳时引痛,口干苦,症状可随情绪波动增减,舌苔薄黄少津,脉弦数。

### 3.肺阴亏耗

干咳,咳声短促,痰少黏白,或痰中夹血,或声音逐渐嘶哑,口干咽燥,或午后潮热颧红,手足心热,夜寐盗汗,起病缓慢,日渐消瘦,神疲,舌质红,少苔,脉细数。

## 二、针灸治疗

### (一)外感咳嗽

#### 1.风寒袭肺

治法:疏散风寒,宣肺化痰。取手太阴、阳明、足太阴经穴,针用泻法,并可加灸。

处方:肺俞、风门、列缺、合谷、外关。

随症选穴:头痛加风池、印堂、太阳;气急喉痒加天突。

针灸方法:肺俞、风门以毫针直刺或稍向脊椎侧斜刺0.5寸左右,不宜直刺过深,以免刺伤内脏,并可加灸或拔火罐。列缺向肘上斜刺进针0.5～1寸,使局部酸胀。天突针刺见本章第一节,要注意针刺的方向、角度与深度,一般不留针。风池、印堂针刺参见本章第一节,其他穴位多直刺,中强刺激,留针15～20分钟,每日1～2次,症状减轻后,可改为每日1次或隔日1次。

#### 2.风热犯肺

治法:疏风清热,肃肺化痰。取手太阴、阳明、足太阳、督脉经穴,针用泻法,并可放血。

处方:

(1)大椎、定喘、风门、肺俞。

(2)尺泽、孔最、合谷、内关。

随症选穴:咽喉肿痛加少商;胸闷气急加天突、膻中。

针灸方法:两组处方可单独使用或轮换使用。第一组处方,大椎向上斜刺0.5～1寸,一般情况下不宜深刺,若有触电感,应将针退出,不可再做提插捻转。位于大椎旁开0.5寸的定喘可直刺或稍向脊椎方向斜刺,多有局部酸胀,有时亦可扩散至肩背部或胸部。风门、肺俞针法同前,此组处方可针后拔火罐。第二组处方,尺泽、孔最、合谷用泻法,尺泽、孔最最多直刺 0.5 ~ 1.2 寸；合谷直刺 0.5 ~ 1.5 寸，使酸胀感向上扩散；内关直刺 0.5 ~ 1.5 寸，可透外关，麻胀感有时可扩散至肘、腋、胸等。咽喉肿痛取少商穴点刺放血。天突针法如前；膻中沿皮刺，针尖向上或向下进针 0.5 ~ 1.5 寸，使局部酸胀。

### （二）内伤咳嗽

#### 1. 痰湿阻肺

治法：健脾化痰，宣肺止咳。取手太阴、阳明经穴，毫针刺用平补平泻，并可加灸。

处方：肺俞、脾俞、太渊、太白、丰隆。

随症选穴：胸闷脘痞加内关、膻中；食欲缺乏加足三里、中脘。

针灸方法：肺俞、脾俞直刺不宜过深，针后可加灸。太渊直刺 0.3 ~ 0.5 寸。太白直刺 0.5 ~ 1 寸，使局部酸胀。丰隆直刺 1.5 ~ 2 寸，酸胀感可向上或向下放射，其他穴位均按常规针法。足三里、中脘可针后加灸或用温针。

#### 2. 肝火犯肺

治法：平肝降火，清肺化痰。取手太阴、足厥阴经穴，泻足厥阴经穴，平补平泻手太阴经穴，不灸。

处方：肺俞、肝俞、尺泽、经渠、阳陵泉、太冲。

随症选穴：胸胁痛加支沟、丘墟；咳逆咯血加孔最；咽干喉痒加照海。

针灸方法：肺俞、肝俞、尺泽、经渠可按先背后上肢顺序针刺，也可采用不同体位轮换针刺，施以平补平泻法；配合下肢部阳陵泉和太冲，以毫针泻法，每日或隔日针治。胸胁痛加支沟、阳陵泉、丘墟。阳陵泉直刺 1 ~ 2 寸，使酸胀感向上扩散；支沟直刺 1 ~ 1.2 寸，使局部酸胀感或向上扩散；丘墟向照海方向刺入 1 寸左右，使局部酸胀；孔最直刺 0.5~1 寸，使局部酸胀沉重，有针感向前臂放散；照海直刺 0.3 ~ 0.5 寸，酸麻可向踝部及小腿放射。

## 三、饮食疗法

### （一）葱白粥

制备与服法：肥大葱白 5 段，各长 3cm；糯米 60g，同生姜 5 片共煮粥，粥成加米醋 5mL，趁热食用，食后覆被取微汗。

方义与功效：葱白辛温，入肺、胃经，功能发表散寒，温中通阳；生姜味苦微温，入肺、脾、胃经，能发汗解表，温中止咳；米醋温中活血、散寒。此方对风寒咳嗽效果较好。

### (二)杏仁粥

制备与服法：杏仁 15g，去皮尖，水研滤汁，同白米 50g，煮粥食用。

方义与功效：杏仁苦温，入肺、大肠经，功能止咳定喘，通便润肠。《本草求真》中记载："杏仁既有发散风寒之能，复有下气除喘之功"，所以对风寒感冒，有喘咳、胸闷、便秘者，此粥最为合适。

### (三)蜜糖银花露

制备与服法：银花 30g，加水 500mL，煎汁去渣，冷却后加白蜂蜜 30g，调匀，分 3~4 次服完。

方义与功效：银花味甘，性寒，入肺、脾经，功能清热解毒，宣散风热；蜂蜜甘平，性凉，入肺、脾、大肠经，功能润肺止咳，此方对风热咳嗽有显著疗效。

### (四)艾叶熏液

制备与服法：艾叶 20~60g，水煎或开水浸出液，倒入盆内，趁热将足置蒸气上（水温适当时可浸入水中），熏浸后足上蒙布，20 分钟左右，每晚睡前 1 次。

方义与功效：艾叶苦辛，温，入肝、脾、肾经。用其煎液熏蒸足，通过经络以达温经散寒之功。用于寒邪外袭、肺气失宣引起的咳嗽。

### (五)苏叶红糖茶

制备与服法：苏叶(或苏子)16g，红糖适量，苏叶揉粗末或压碎，加红糖适量，沸水代茶频饮，或清水两碗，煎浓口服，服后微汗为宜。

方义与功效：苏叶辛温，入脾、肺经，发表散寒，降气祛痰。用于痰浊内阻、肺气上逆引起的咳嗽。

### (六)玉米须橘皮汤

制备与服法：玉米须、橘皮各适量。水煎服，每日 2 次。

方义与功效：玉米须甘平，入肝、胆经，泄热利尿；橘皮辛苦温，入脾、肺经，理气调中，燥湿化痰，两者合用，燥湿化痰止咳。用于痰浊内阻引起的咳嗽。

### (七)银花汤

制备与服法：银花 30g，白蜂蜜 30g。银花加水 500mL，煎汤去渣，冷却后加白蜂蜜调匀，分 3~4 次服完。

方义与功效：银花甘寒，入肺、心、胃经，清热解毒，疏散风热。加蜂蜜调味。用于风热外袭引起的咳嗽。

## （八）地龙粉

制备与服法：干地龙500g，研面，每次服5g，每日3次，冲服。

方义与功效：干地龙咸寒，入肝、脾、膀胱经，清肺化痰平喘。用于痰热阻肺引起的咳嗽。

### 四、按摩治疗

#### （一）一般按摩

（1）在患者的整个后背以黄酒涂抹后，连续用两手掌由上而下搓，由里向外旋摩，然后用两手拇指按揉风门、肺俞穴部位，约6分钟。

（2）在患者的咽喉部以黄酒涂抹，连续反复压推廉泉、天突两穴，再顺咽管路线，上下反复、由浅到深，轻轻摩捻、压推5分钟左右。

（3）在患者的整个前胸部以黄酒涂抹后，连续用两手掌由上而下搓，单手掌旋摩，然后用两手拇指按压中府、膻中穴，约8分钟。

（4）在患者的列缺、曲池、合谷穴以黄酒涂抹后，连续用拇指分别按揉、捏；然后在足三里穴以黄酒涂抹后，用拇指用力交替揉捏，约6分钟。

#### （二）自我按摩

（1）在整个咽喉部涂抹黄酒后，连续顺咽管路线上下反复压推、摩捻，手法由浅入深，尤其在廉泉、天突两穴部位连续猛喷酒后轻轻压推摩动，约5分钟。

（2）在整个前胸部涂抹黄酒后用双手自然旋摩，由上而下、由里向外，然后从天突穴至关元穴一顺线，连续用手掌由上而下交替搓、按、揉，约10分钟。

（3）在胃脘部连续用单手掌以轻缓的手法反复旋摩，约3分钟。

（4）在足三里、丰隆两穴分别以黄酒涂抹后，用两手拇指交替用力按摩，约4分钟。

## 第三节　哮喘

哮喘是一种常见的反复发作性疾病。哮为喉中鸣息有声，喘为呼吸急促困难，两者兼又称为哮喘。

中医认为本病多与肺、脾、肾三脏有关。内因脾肺虚弱，肾不纳气，气不化津，痰湿内盛，复加外感、饮食、情志、劳倦等因素诱发，引动蕴伏之痰，痰随气升，气因痰阻，壅塞气道，升降失常而发为哮喘。根据临床观察，一般新病多实，发时邪实，久病多虚，平时正虚。

## 一、临床表现

### (一)实证

若痰浊阻肺,则胸膈满闷,喘咳痰多,稀白起沫或黏稠而咯吐不爽,苔白薄或滑,脉紧。若痰热壅肺,肺失清肃,则痰鸣气喘或喉中痰鸣如吼,咯痰黏稠色黄,胸中烦闷,咳引胸胁,或身热,口渴便秘,舌质红,苔黄厚腻,脉滑数。

### (二)虚证

神疲乏力,气息短促,语言无力,气怯声低,动则喘甚,汗出肢冷,面色黯淡,舌质淡或微红,脉细无力。

## 二、针灸治疗

### (一)实证

治法:宣肺化痰,降气平喘。取手太阴、足太阳经穴,针用泻法,酌用灸法。

处方:定喘、风门、肺俞、孔最、内关。

随症选穴:咳嗽加尺泽、太渊;喘甚加天突、膻中;痰多加丰隆;热甚加大椎;外感加合谷、外关。

针灸方法:定喘、风门、肺俞宜脊椎侧斜刺0.5～0.8寸,不宜深刺,对儿童可用毫针点刺0.2～0.3寸,不留针。内关、孔最直刺0.5～1寸。天突刺法如前述。膻中沿皮向下平刺0.3～0.5寸,其他诸穴按常规针法,留针15～30分钟,中间行针2～3次。属寒饮伏肺的一般针灸并用或针后拔火罐,于背部诸穴部位。痰热不宜用灸。每日或隔日针治1次,10次为1个疗程。

### (二)虚证

治法:扶正培本,调补肺肾,化痰平喘。取手太阴、足太阴经穴及背俞穴,针用补法,酌用灸法。

处方:定喘、肺俞、膏肓俞、肾俞、太渊、足三里、太溪。

随症选穴:纳少加脾俞、中脘;盗汗加阴郄、复溜;虚脱加气海、关元、神门。

针灸方法:背部俞穴针法如上。太渊、足三里、太溪均直刺,施以提插或捻转补法,太渊只针不灸,背部俞穴及太渊、足三里针后并可加灸。阳气虚脱者,气海、关元单灸不针或针后加灸。内关直刺0.5～1寸,施以持续小幅度的捻转手法。神门直刺0.3～0.5寸。

其他诸穴均按一般针灸方法,每次留针20~30分钟,每日或隔日针治1次,10次为1个疗程。

### 三、饮食疗法

#### (一)紫苏粥

制备与服法:先以粳米500g,煮稀粥,粥成入紫苏叶10~15g,稍煮即可,每日服2次。

方义与功效:紫苏辛温,入肺、脾经,功能开宣肺气,发表散寒,行气宽中。此粥适用于感冒风寒,哮喘兼见咳嗽,胸闷不适者。

#### (二)生姜粥

制备与服法:鲜生姜9g,切成姜末,大枣2枚,糯米150g,同煮为粥食用。

方义与功效:生姜辛温,功能散寒解表,化痰行水,用于痰饮咳喘,呕吐恶心;大枣甘温,能补脾和胃,益气调营,常用于脾胃气虚。生姜得大枣可缓和刺激之性,大枣得生姜可防止中满致胀之偏。用于寒饮伏肺之证。

#### (三)葶苈大枣汤

制备与服法:葶苈子10g,炒黄,研末,大枣20枚,加水500mL,煎取200mL,加葶苈子末再煎10分钟,连汤服下。

方义与功效:葶苈子辛苦性寒,功能祛痰平喘,下气行水,用于治疗肺气壅塞,喘不得卧。用大枣相配,缓其峻烈之性,以免伤正。

#### (四)杏仁蜜膏

制备与服法:杏仁(去皮尖)30g,水200mL,共研取汁。入生蜜120g,甘草10g,放入砂锅中慢火熬成稀膏,每次服10g,每日2次,饭后服。

方义与功效:杏仁止咳平喘,蜂蜜止咳润肺,甘草清热解毒,调和药性,此方用于肺燥热喘,常服润五脏,通便秘。

#### (五)胡桃人参汤

制备与服法:胡桃肉(不去皮)20g,人参10g(或党参20g),生姜3片,加水适量,同煎,取200mL,去姜,加冰糖少许调味,每天吃1次,临睡前温服。

方义与功效:胡桃肉甘温,入肺、肾经,能强腰壮肾,敛肺定喘;人参大补元气,益肺健脾;生姜暖胃化痰,此方对肾不纳气的虚寒哮喘证,疗效显著。

#### (六)芡实粥

制备与服法:芡实(打碎)100g,胡桃肉(连皮研碎)20g,红枣(泡后去皮,去核)20个。

按常法煮粥,可适当加糖,每日2次,作点心服。

方义与功效:芡实甘涩性平,入肺、肾经,功能益肾,固精,健脾止泻,治老年下元虚损,小便不禁,大便溏泄,配胡桃肉敛肺定喘,大枣肉补中益气。此方主治脾肾虚损、肾不纳气的虚喘。

### (七)水晶桃

制备与服法:核桃仁、柿霜饼各500g,将核桃仁在锅中蒸熟,取出放入瓷器内,再入柿霜饼上屉蒸透,使之融为一体,待凉随意食之。

方义与功效:柿霜甘凉滑润,益肺气,清肺热,化痰润燥,与核桃同用肺肾同补,定虚喘,止咳嗽,对虚喘偏热者有显著疗效。

## 四、按摩治疗

### (一)一般按摩治疗

#### 1.体穴按摩

点按中府、膻中、天突、太渊等穴各1~2分钟,以得气为度;按揉定喘、风门、肺俞、厥阴俞等穴各1~2分钟,以得气为度;用掌拍法拍胸背部,以背部发热、皮肤发红为度;推按膀胱经胸背部经穴,自上而下,反复10~20次。

#### 2.耳穴按摩

掐揉交感、肺、肾上腺、内分泌等反射区,以局部红热为度。

#### 3.手部反射区按摩

点按肺、脾、支气管、肾等反射区,以局部红热为度。

#### 4.足部按摩

按摩肾、膀胱、肺、肾上腺、支气管、胸腹部、大肠等反射区,以足部烘热为度。

### (二)分型按摩

#### 1.风寒犯肺

加按揉风池、合谷、太阳等穴各1~2分钟,以得气为度。

#### 2.风热犯肺

加按揉曲池、风门、行间、偏历、风池等穴各1~2分钟,以得气为度。

#### 3.肺虚

加按揉脾俞、肾俞、气海、太渊、膈俞等穴各1~2分钟,以得气为度。

### 4.肾虚

加按揉命门、脾俞、肾俞、太溪、涌泉、三阴交等穴各1～2分钟,以得气为度。

### (三)随症按摩

#### 1.伴恶寒无汗,头痛者

加按揉合谷、风池、天柱、太阳、印堂等穴各1～2分钟,以得气为度。

#### 2.伴心悸,自汗者

加按揉心俞、厥阴俞、内关、通里、劳宫、脾俞等穴各1～2分钟,以得气为度。

#### 3.伴痰多者

加按揉丰隆、脾俞、太白、阴陵泉等穴各1～2分钟,以得气为度。

#### 4.伴发热者

加按揉曲池、大椎、行间、合谷等穴各1～2分钟;掐按十宣穴1～2分钟,以胀痛能忍为度。

#### 5.伴咳嗽者

加按揉丰隆、太渊、照海、风门等穴各1～2分钟,以得气为度。

### (四)预防按摩

#### 1.体穴按摩

推按背部膀胱经线10～20次,以发热为度;推按足三里穴至解溪穴10～20次,以酸胀痛为度;搓按涌泉穴,以足底发热为度。

#### 2.耳穴按摩

搓揉肺、大肠、心、交感、肾上腺、皮质下、内分泌等反射区1～2分钟,以耳部烘热为度。

#### 3.足部按摩

按摩肺、支气管、脾、肾、胸背部、肾上腺等反射区,以足部烘热为度。

# 第四章　心系病证

## 第一节　胸痹

　　胸痹是指以胸部闷痛,甚者胸痛彻背,短气,喘息不能平卧为主症的一种疾病。轻者仅感胸闷如窒,呼吸欠畅,重者则有胸痛,严重者胸痛彻背,背痛彻心。

　　胸痹的发生,常由饮食不当、情志失调、寒邪内侵或年迈体弱等诸因素而致心脉痹阻,血运不畅。其主要病机为心脉痹阻,病位以心为主,然其发病多与肝、脾、肾三脏功能失调有关。如肾虚、肝郁、脾失健运等。本病的病理变化主要是本虚标实,发作时以标实为主,实为寒凝、气滞、血瘀、痰阻,痹遏胸阳,阻滞心脉;虚为心、脾、肝、肾亏损,心脉失养。在本病的形成和发病过程中,大多先实而致后虚,亦有先虚而致后实者。

### 一、临床表现

#### (一)心血瘀阻
胸部刺痛,固定不移,入夜更甚,时或心悸不宁,舌质紫黯,脉沉涩。

#### (二)痰浊壅塞
胸闷如窒而痛,或痛引肩背,气短喘促,肢体沉重,形体肥胖,痰多,苔浊腻,脉滑。

#### (三)阴寒凝滞
胸痛彻背,感寒痛甚,胸闷气短,心悸,重则喘息,不能平卧,面色苍白,四肢厥冷,舌苔白,脉沉细。

#### (四)心肾阴虚
胸闷且痛,心悸盗汗,心烦不寐,腰膝酸软,耳鸣,头晕,舌红或有紫斑,脉细带数或见细涩。

#### (五)气阴两虚
胸闷隐痛,时作时止,心悸气短,倦怠懒言,面色少华,头晕目眩,遇劳则甚,舌偏红或有齿印,脉细弱无力或结代。

### (六)阳气虚衰

胸闷气短,甚则胸痛彻背,心悸,汗出,畏寒,肢冷,腰酸乏力,面色苍白,唇甲淡白或青紫,舌淡白或紫黯,脉沉细或沉微欲绝。

## 二、针灸治疗

治法:通阳行气,活血止痛。取手少阴心经、手厥阴心包经、足太阴脾经穴。

处方:心俞、巨阙、内关、公孙。

随症选穴:血瘀者加膈俞、血海;痰浊壅塞者加太渊、丰隆;阴寒凝滞者加关元、气海;肾阴亏虚者加太溪;气阴两虚者加阴郄、气海;胸痛较甚者加阳溪、膻中透左乳根;胸闷者加定喘、膻中;气急者加天突、尺泽、肺俞;心律失常(阵发性房颤、期前收缩)者加郄门;心动过速者加间使、手三里;心动过缓者加素髎、通里;水肿者加三焦俞、肾俞、水分、阳陵泉;便秘腹胀者加中脘、气海、关元、足三里;血压下降者加涌泉;心脏骤停者加间使、足三里。

针灸方法:心俞直刺0.5寸,或向椎体或向下斜刺0.5~1寸,局部有酸胀感。巨阙直刺0.5~0.8寸,局部有酸胀感,且胀麻感向下扩散。内关直刺透外关0.5~2寸,局部及指端、肘、胸、腋有放电感。公孙向涌泉透刺1~2寸,足底有酸胀感。心俞、巨阙属俞募配穴法,内关、公孙为交感八法相配,善治心胸疾病,前者属手厥阴经,该经入属心包;后者属足太阴经,该经注心中。故此四穴为治疗胸痹的基本方,用毫针刺,施以平针法,留针20~30分钟,并每隔5分钟捻转1次,虚证患者施针时间宜长。膈俞刺法同心俞。血海直刺1~2寸,局部及髂部有酸胀感。太渊,针刺时腕关节微微内收,避开桡动脉,直刺0.3~0.5寸,局部有沉、胀、痛感。丰隆直刺0.1~2寸,局部酸胀或小腿有麻电样发散感,针用泻法。关元、气海二穴针法相同,向下斜刺1.5寸,使小腹、前阴酸胀,针用补法,亦可选灸3~10余壮。阴郄直刺0.5~1寸,使局部或前臂有酸胀感,针用补法,灸3~4壮。太溪直刺透昆仑0.5~1寸,使酸胀感传向足底,针用补法。阳溪针法同上。膻中、乳根向左横刺0.5~1寸,不可刺至骨膜或胸骨,胸部沉闷,且左乳房有发胀感。针刺天突穴时让患者仰头,先直刺0.2~0.5寸,改向下横刺,沿胸骨柄后缘,气管前缘刺入1~1.5寸,咽喉有酸胀感或阻塞感,针刺不宜过深,且针身不宜向左右偏移。尺泽直刺0.5~1寸,局部酸胀或麻木放电样感觉向前臂放射。肺俞取穴同心俞。郄门直刺0.5~1寸,局部或指端有酸胀麻电感。间使直刺或斜刺0.5~2寸,局部酸胀感或向手、上臂放射。手三里、素髎,向上斜刺0.5寸,局部有酸胀感。通里直刺0.5～1寸,局部或前臂有胀感。三焦俞同心俞。肾俞向椎体斜刺1～2寸,腰部、臀部、下肢有酸胀感。阴陵泉向阳陵泉透刺1～3寸,膝部或小腿有酸胀感。气海、关元同上。中脘直刺1～1.5寸,局部有酸胀或胃蠕动感。足三里直刺或向下斜刺1～3寸,强刺激,局部小腿、足趾有沉胀麻木感。涌泉直刺0.5～1寸,足掌,踝部有酸胀感。间使、足三里同上。

### 三、饮食疗法

#### (一)薤白粥

制备与服法:薤白15g,粳米100g,共煮粥,每日服2次。

方义与功效:薤白味辛微苦,性温,入肺、胃、大肠经,能通阳散结,下气行滞,活血止痛,与粳米配合,药效温和持久。

#### (二)葛根粉粥

制备与服法:将新鲜葛根切片磨碎,加水搅拌,沉淀取粉。以葛根粉30g,粳米100g,共煮粥,每日早晚作点心服。

方义与功效:葛根味甘性平,归脾、胃经,能止渴生津,升阳止泻,近代药理试验研究证实葛根的有效成分是黄酮甙,它能扩张心脏血管,增加脑和冠状动脉的血流量,对冠状动脉狭窄引起的心绞痛,有一定的疗效。

#### (三)玉米粉粥

制备与服法:玉米粉加适量冷水调和,粳米粥沸后加玉米粉,同煮为粥。

方义与功效:玉米甘平,含蛋白质、脂肪、淀粉、钙、镁、磷、铁、维生素$B_1$、维生素$B_2$、维生素$B_6$、烟酸、胡萝卜素等成分,其中玉米油有降低血脂的作用,烟酸、胡萝卜素等,对动脉硬化、冠心病、心肌梗死有一定的治疗作用。

#### (四)山楂荷叶粥

制备与服法:山楂15g,荷叶12g,煎水代茶。

方义与功效:山楂酸甘微温,功能活血化瘀,消导通滞,含有维生素C、糖类、柠檬酸、苹果酸、蛋白质、钙、铁等成分。现代药理研究证明,山楂能扩张冠状动脉,具有降血脂、降血压等作用。荷叶甘平微苦,有淡淡的清香,能升发清阳,芳香醒脾,清热解暑。荷叶中含有的荷叶甙有直接扩张血管的作用。

#### (五)荷叶粥

制备与服法:鲜荷叶一大张,洗净煎汤,去渣,加粳米100g,加冰糖适量,煮粥。

方义与功效：荷叶甘平微苦，能升发清阳，芳香醒脾，清热解暑。荷叶中含有的荷叶贰有直接扩张血管的作用。

### (六)醋浸桂花米

制备与服法：花生米、米醋、桂花各适量，把花生米、桂花放在米醋中浸24小时，每天起床后服15～20粒花生米，饮醋适量。

方义与功效：米醋酸苦温，入肝、胃经，散瘀止血；桂花辛温，化痰散瘀。常服此方，对阴阳俱虚之胸痹有效。

### (七)香菇大枣汤

制备与服法：香菇25g，大枣7～8枚，共煮汤食，每日1次，疗程不限。

方义与功效：香菇性甘平，具有开胃、解毒、抗癌功效；大枣补气健脾。本方适用于气阴两虚之胸痹。

### (八)参竹枣煎

制备与服法：玉竹250g，大枣30g，党参30g，丹参30g，白糖300g，用冷水将玉竹、大枣、党参、丹参泡发，加水适量煮煎，每20分钟取药液1次，加水再煎，共煎3次，合并药液再以小火煎煮浓缩，至稠黏将干锅时停火，温后加入白糖粉把药液吸净，拌匀，晒干，研碎，装瓶备用，每次12g，用沸水冲服。连服10～20次。

方义与功效：玉竹甘平，入肺、胃经，养阴润燥，除烦；党参性味甘平，补气健脾，具有健脾胃，益气养血之功效；丹参味苦，性微寒，祛瘀血，生新血，凉血，安神，故气阴两虚之胸痹服之有效。

### (九)木耳佛手瘦肉粥

制备与服法：木耳6g，佛手5g，瘦猪肉50g，薏米20g，共煮粥喝，每日1次，疗程不限。

方义与功效：佛手辛酸性温，具有理气和中，疏肝解郁；薏米性平淡微寒，利湿，健脾。故此粥适用于痰浊壅塞之胸痹。

### (十)扁豆山楂韭菜汤

制备与服法：白扁豆20g，山楂30g，韭菜30g，红糖40g，前两味加水煎熟，再加后两味服食，每日1次，疗程不限。

方义与功效：山楂味甘酸，性微温，消积化痰行气，活血化瘀；白扁豆甘平，入脾、胃经，健脾和中，消暑化湿；韭菜味辛甘，性温，具有健胃补肾，增进食欲之效。此方适用于阴虚兼痰浊之胸痹。

## 四、按摩治疗

### (一)一般按摩治疗

#### 1.体穴按摩

按揉膻中、乳根、天突、鸠尾、气海、内关、通里、神门、劳宫、支沟等穴各1~2分钟,以得气为度;用掌根推双侧胸背部俞穴,以肺俞、厥阴俞、心俞、膈俞等为重点区域,自上而下反复推按10~20遍,以局部酸胀发热为度;点按足三里、三阴交、太溪、涌泉、血海等穴各1~2分钟,以得气为度。

#### 2.耳穴按摩

掐揉交感、神门、心、肺、肝、肾、内分泌、皮质下、肾上腺、高血压等反射区,以局部酸胀、皮肤红热为度;用示指第二指间关节推刮降压沟10~20遍,以局部皮肤酸痛发热为度。

#### 3.足部按摩

按摩肾、输尿管、尿道、膀胱、心、肺、胸部、肾上腺、脑垂体、腹腔神经丛、小肠等反射区,以局部酸胀疼痛、足部发热为度。

### (二)分型按摩治疗

#### 1.隐型冠心病

加揉摩关元穴,以局部发热为度。

#### 2.心绞痛

心绞痛发作时加按揉人中、长强等穴各1~2分钟,以得气为度。

#### 3.心肌梗死

发作半年之内严禁按摩治疗,半年之后可行轻手法按摩治疗,可加按揉神堂、膈关等穴各1~2分钟,以得气为度。

#### 4.心肌硬化

加按揉脾俞、胃俞、中脘、太冲、太溪等穴各1~2分钟,以得气为度。

#### 5.猝死

猝死发生时,应立即进行心脏胸外按压,确保心、肾、脑等重要脏器血液循环,同时立即拨打急救电话。心脏胸外按压方法:患者仰卧在硬板床或地上,医生以掌根抵着胸骨中段,两掌重叠,上肢伸直,向下垂直按压胸骨使之向胸腔凹下,然后突然放松,使胸廓靠弹性恢复原状,如此反复进行,频率以100次/分为宜,按压时用力要持续有力,不能用力过猛,以免造成胸骨或肋骨骨折。按压应从心脏骤停后立即开始,至心跳恢复并稳定,或出诊医生到来并开始抢救为止。

### (三)随症按摩治疗

#### 1.心悸严重者

加按揉支沟、外关、公孙、申脉等穴各1~2分钟,以得气为度。

#### 2.头晕目眩者

加按揉太阳、印堂、百会、翳风、听会、脑空、四神聪、四白、阳池、天容、风池、风府、哑门等穴各1~2分钟,以得气为度。

#### 3.下肢水肿者

加按揉肾俞、三阴交、膀胱俞、关元、中极、会阴、太溪、水泉、阴谷、脾俞等穴各1~2分钟,以得气为度。

### (四)预防按摩

#### 1.体穴按摩

按揉肺俞、厥阴俞、心俞、膈俞、肝俞、肾俞等穴各1~2分钟,以得气为度;推按背部五经线10~20遍,以局部皮肤发热为度;搓揉手足心至发热。以上方法均每日1次。

#### 2.耳穴按摩

用拇指搓揉耳背降压沟10~20遍,以局部酸胀、皮肤红热为度,每日1次;推抹心、肝、脾、肺、肾、神门、交感、内分泌、皮质下、肾上腺等反射区,以局部酸胀、皮肤红热为度。

#### 3.足部按摩

按摩心、肝、脾、肺、肾、肾上腺、腹腔神经丛、甲状腺、甲状旁腺、脑垂体等反射区,以局部酸胀、皮肤红热为度。

## 第二节　心悸

心悸包括惊悸和怔忡,是指患者自觉心中悸动,惊惕不安,甚者不能自主的一种病证。临床表现多呈阵发性,每因情志波动或劳累过度而发作,且常与失眠、眩晕、耳鸣、健忘等症并见。

本证的病变在心,但与脾肾二脏关系密切。病理变化主要有虚实两个方面。虚可因素体不强,久病,劳欲过度,造成气血阴阳亏损;或长期忧思惊恐,心气虚怯,心血暗耗,以致心失所养,发为心悸。实证可因心气郁结,生痰动火;或脾失健运,痰热内生;或肾精不足,虚火灼津成痰,以致痰火扰心,而致心悸。此外,外感热病或痹证,风寒湿热等外邪,内侵于心,耗伤心气或心阴,或邪痹心脉,心血瘀阻,亦可致心悸。

## 一、临床表现

### (一)心神不宁

心悸,善惊易恐,坐卧不安,舌质淡,苔薄白,脉虚数或结代。

### (二)心血不足

心悸头晕,面色无华,倦怠乏力,舌质淡红,苔薄白或薄黄,脉细弱。

### (三)阴虚火旺

心悸不宁,心烦少寐,头晕目眩,手足心热,耳鸣腰酸,舌质红,脉细数。

### (四)心阳不振

心中空虚,惕惕而动,面色苍白,胸闷气短,形寒肢冷,舌质淡,苔薄白嫩,脉虚弱或沉细而数。

### (五)饮邪上犯

心悸眩晕,胸脘痞满,形寒肢冷,小便短少,或下肢水肿,渴不欲饮,恶心呕吐,苔白滑,脉滑。

### (六)瘀血阻络

心悸不安,胸闷不舒,心痛时作或唇甲青紫,舌质黯或瘀斑,脉涩或结代。

## 二、针灸治疗

治法:安神定悸。取手少阴、厥阴经穴,佐以背俞穴。毫针刺用平补平泻。

处方:郄门、神门、巨阙、心俞。

随症选穴:心血不足者加脾俞、膈俞、足三里;痰火内动者加尺泽、丰隆、内关;瘀血阻心者加气海、血海;虚火面赤者加太溪;脉微欲绝者加太渊、内关。

针灸治疗:郄门直刺1~1.5寸,局部酸胀;神门直刺0.3~0.5寸,局部酸胀即可;巨阙向下斜刺0.5~1寸,局部胀闷,有时可向上、下扩散;心俞向椎体斜刺0.5~1寸。四穴为通治各类心悸的常用配方,对于因心气虚致惊悸者,尤为适宜。针用平补平泻法,留针15~30分钟,间歇行针,每日或隔日1次。对于心血不足者,加脾俞、膈俞、足三里。脾俞、膈俞向椎体斜刺0.5~1寸;足三里直刺1~1.5寸,针感下达至足背,毫针补法,并可加灸。若有阴虚火旺见症者,禁灸。痰火内动而致惊悸者,加尺泽直刺0.5~1寸,局部酸胀,或有麻胀感向前臂放散;丰隆直刺1~2寸,针感向上、下传导;内关向上斜刺1~1.5寸,针感向上传导,针用泻法。因于瘀血阻心者,加气海直刺1~1.5寸,局部酸胀;血海直刺1~1.5寸,针感可向上放散,用平补平泻手法。气海并可加灸。虚火面赤者,补太溪,直刺0.5~1寸。脉微欲绝者,取太渊直刺0.3~0.5寸。内关针法同上,用平补平泻手法。

## 三、饮食疗法

### (一)人参枣仁汤

制备与服法:人参5g,茯神15g,枣仁10g,砂糖30g,将人参、茯神、枣仁煎汤,调入砂糖,代茶饮频服。人参以纱布包煎,可连续煎3次。每日1次,连服10次。

方义与功效:人参大补元气,益肺健脾;茯神味甘淡,性平,入心、脾经,宁心安神,补脾止泻;枣仁甘酸,性平,入心、脾、肝、胆诸经,功能滋养心脾,补益肝胆。故惊恐引起心悸不宁,坐卧不安,用之较佳。

### (二)蒸龙眼肉

制备与服法:龙眼肉50~100g,置碗内入锅,隔水蒸熟,每日分2~3次食用,可间断常食。

方义与功效:龙眼肉味甘,性平,入心、脾经,益心脾,补气血,安神,故心血不足所致心悸不安,面色不华,服之宜。

### (三)双仁粥

制备与服法:枣仁10g,柏子仁10g,红枣5枚。红糖适量,先煎枣仁、柏子仁、红枣,取汁与粳米同煮粥,粥熟调入红糖稍煮即成。每日1次,连服数日。

方义与功效:枣仁甘酸,性平,入心、脾、肝、胆经,功能滋养心脾,补益肝胆;柏子仁性平,养心安神,能补心气,养心血而安神;红枣甘温,入脾、胃经,补脾益胃,益气生津。此粥适宜于心血不足引起的心悸不安。

### (四)桂圆莲子粥

制备与服法:桂圆10g,莲子10~15g,红枣10枚,粳米或糯米100g,先煎桂圆、红枣,取浓汁两份,分别与粳米、莲子煮成粥。每日1~2次,连服数日。

方义与功效:桂圆肉甘平,入心、脾经,功能安神补血,开胃益脾;莲子甘涩平,入心、脾、肾经,养心、益肾、补脾;红枣甘温,入脾、胃经,补脾益胃,益气生津。此粥适用于心血不足引起的心悸不安。

### (五)二冬枣仁粥

制备与服法：天冬10g,麦冬(连心)10g,枣仁10g,粳米100g,白蜜适量,先煎天冬、麦冬、枣仁,取汁与粳米煮粥,粥熟调入白蜜稍煮即可。每日1次,连服数日。

方义与功效：天冬味甘、苦,性寒,滋阴清热;麦冬味甘、微苦,性寒,滋阴润肺,养阴清心;枣仁甘酸,性平,入心、脾经,滋养心脾。故此粥适用于阴虚火旺之心悸不宁,烦热,头晕。

### (六)玉灵膏

制备与服法：龙眼肉30g,西洋参6g,白糖3g。上三味共入碗中,加盖,置饭锅中蒸熟成膏状,每次服1匙,每日服3次。

方义与功效：龙眼肉味甘,性平,入心、脾经,益心脾,补气血,安神;西洋参甘微苦凉,入心、脾、肺经,益肺阴,清虚火,生津止渴,故阴虚火旺之心悸不宁,此膏效佳。

### (七)龙眼鸽蛋

制备与服法：龙眼肉15g,鸽蛋6个,冰糖40g,将龙眼肉洗净后放入锅内,注入清水500mL,烧沸后煮20分钟,下冰糖,再把鸽蛋逐个打破下锅,煮约5分钟,起锅装碗,顿服,每日1次,连服5~7日。

方义与功效：龙眼肉味甘,性平,入心、脾经,益心脾,补气血,安神;鸽蛋甘咸平,补肾益气,故本药膳适用于体虚腰膝酸软,心悸失眠。

## 四、按摩治疗

### (一)一般按摩治疗

#### 1.体穴按摩

按揉内关、神门、支沟、申脉、公孙、天突、乳根、腹中等穴各1~2分钟,以得气为度;推按厥阴俞、膈俞、心俞、督俞、神堂、谚谚、膈关等穴10~20遍,以局部酸胀发热为度。

#### 2.耳穴按摩

掐揉交感、心、肺、肝、肾、肾上腺、皮质下、内分泌、神门、太阳、三焦等反射区,以局部酸胀疼痛、皮肤红热为度。

#### 3.足部按摩

按摩肾、输尿管、膀胱、心、肺、胸部、脑垂体、肾上腺、肝、胆、大脑等反射区,以局部酸胀疼痛、足部红热为度。

## (二)分型按摩治疗

### 1.发作期

应用拇指按压一侧眼球2~3分钟,以眼球发胀,以出现眼"冒金星"的感觉为度;点按一侧人迎穴2~3分钟,以出现酸胀感为度。

### 2.缓解期

加按揉脾俞、胃俞、足三里、天突、气海、人中、三阴交、涌泉、太溪、中脘、关元等穴各1~2分钟,以得气为度。

## (三)随症按摩治疗

### 1.伴明显头晕者

按揉印堂、百会、听会、涌泉、太冲等穴各1~2分钟,以得气为度;捏拿风池、天窗、天容等穴各1~2分钟,以得气为度。

### 2.伴气喘者

加按揉太渊、中府、列缺、偏历等穴各1~2分钟,以得气为度。

## (四)预防按摩治疗

### 1.体穴按摩

推按膀胱经胸背段10~20遍,每日1次;按摩神门、通里、内关、公孙、三阴交、关元、气海、膻中等穴各1~2分钟,以得气为度,每日或隔日1次。

### 2.耳穴按摩

搓揉心、肺、肝、肾、脾、胃、神门、交感、内分泌、肾上腺、皮质下等反射区,以局部酸胀疼痛、皮肤红热为度。每日1次。

### 3.足部按摩

按摩心、肺、肝、肾、膀胱、小肠、脑垂体、肾上腺、大脑等反射区,以局部酸胀疼痛、足部发热为度。每日或隔日1次。

# 第三节　不寐

不寐亦称失眠或"不得眠""不得卧""目不瞑",是以经常不能获得正常睡眠为特性的一种病证。不寐的病情轻重不一,轻者有入睡困难,有寐而易醒,有醒后不能再寐,亦有时寐时醒等,严重者整夜不能入寐。

不寐的病因虽多,但其病理变化,总属阳盛阴衰,阴阳失交。一为阴虚不能纳阳,一为阳盛不得入于阴。其病位主要在心,与肝、脾、肾密切相关。因心主神明,神安则寐,神不安则不寐。而阴阳气血之来源,由水谷之精微所化,上奉于心,则心神得养;受藏于肝,则肝体柔和;统摄于脾,则生化不息;调节有度,化而为精,内藏于肾,肾精上承于心,心气下交于肾,则神志安宁。若暴怒、忧郁,肝气郁结,郁而化火,或嗜食肥甘厚味,酿湿生痰,痰热内扰,上扰心神,神不安者以实证为主。若思虑、劳倦等伤及诸脏,精血内耗,心脾两虚,气血不足,或由心胆气虚,或由心肾不交,水火不济,心神失养,神不安宁,多属虚证,但久病可表现为虚实兼夹,或为瘀血所致。

## 一、临床表现

### (一)心脾两虚

夜寐不易入睡,或醒后不易再入睡,心悸健忘,倦怠疲乏,纳食无味,面色少华,容易出汗,舌质淡,苔薄白,脉细弱。

### (二)阴虚火旺

心烦失眠,心悸不安,头晕,耳鸣,健忘,腰膝酸软,潮热盗汗,五心烦热,梦遗早泄,口干咽燥,舌质红,少苔,脉细数。

### (三)心胆气虚

失眠多梦,易惊醒,胆怯心悸,遇事善惊,气短懒言,神疲乏力,舌质淡,苔薄白,脉弦细。

### (四)痰热内扰

失眠头重,眩晕,痰多胸闷,痰黏色黄,恶心纳呆,心烦口苦,舌质红,苔黄腻,脉滑数。

### (五)肝郁化火

失眠,急躁易怒,口渴喜饮,胸胁胀闷,不思饮食,目赤口苦,小便黄赤,大便秘结,舌质红,苔黄,脉弦数。

## 二、针灸治疗

治法:宁心安神,取少阴经原穴,并根据辨证选用足少阴、厥阴、太阴、阳明经穴及背俞穴。实证用泻法,虚证用补法,或补泻兼施,并可用灸。

处方:神门、三阴交。

随症选穴:心脾两虚者加心俞、脾俞、足三里;阴虚火旺者加大陵、太溪、心俞、肾俞;胃腑不和者加中脘、丰隆、厉兑、隐白;肝火上扰者加行间、肝俞、足窍阴、风池。

针灸方法：神门直刺0.3～0.5寸，局部酸胀；三阴交直刺1～1.5寸，局部酸胀，或针尖略向上斜刺1～2寸，使针感向上传导。两穴为治疗失眠的常用方，毫针用平补平泻法。因心脾两虚而致失眠者加心俞、脾俞，向椎体斜刺0.5～1寸，针用补法，并可加灸。艾条灸每穴5～10分钟，艾炷灸每穴5～7状。阴虚火旺者加大陵，直刺0.3～0.5寸，局部酸胀；太溪直刺0.5～1寸，局部酸胀；心俞向椎体斜刺0.5～1寸，用毫针泻法，泻火补水之法；肾俞直刺1～1.5寸，用毫针补法。胃腑不和者，中脘直刺1～1.5寸，用平补平泻手法；丰隆直刺1～2寸，酸胀感向上、下传导；厉兑、隐白直刺或向上斜刺0.1～0.2寸，以局部痛感为主，用泻法。肝火上扰心神者，取风池针尖略向上直刺1～1.5寸，针感可扩散至头顶、前额、颞部、用平补平泻法；行间直刺0.5～1寸、足窍阴直刺或向上斜刺0.1～0.2寸，毫针用泻法，足窍阴或用点刺出血。隔日1次治疗，症状较重者亦可每日1次，每日留针15～30分钟。

## 三、饮食疗法

### (一)莲子心茶

制备与服法：莲子心2g，生甘草3g，开水冲泡代茶，每日数次。

方义与功效：莲子心苦寒，入心经，能清心安神，降低血压；甘草甘平，入十二经，能清热解毒，与莲子心相配，共收清心、安神、降压之效，此茶适用于心火内炽所导致的烦躁不眠。

### (二)糖水百合饮

制备与服法：生百合100g，加水500mL，文火煎煮，煮烂后加白糖适量，分2次服食。

方义与功效：百合甘苦微寒，入心、肺经，能清心安神，治失眠多梦，此茶用于病后余热未清，心阴不足所致之虚烦不眠。

### (三)丹参冰糖饮

制备与服法：丹参30g，加水300mL，煎取200mL，去渣，加冰糖适量，微甜为度，每次30mL，每日2次。

方义与功效：丹参苦寒，入心、肝经，活血祛瘀，除烦安神，用于心烦不寐，长期失眠。

### (四)酸枣仁粥

制备与服法：将酸枣仁50g，捣碎，浓煎取汁，以粳米100g煮粥。半熟时入酸枣仁汤同煮，粥成趁温服食。淡食，加糖均可。

方义与功效：酸枣仁甘酸，性平，入心、肝、胆诸经，功能滋养心脾，补益肝胆，为治疗虚烦、惊悸不眠的良方。

### (五)黄连阿胶鸡子黄汤

制备与服法:黄连5g,煎水100mL,取渣,兑入烊化阿胶汁30mL,候温,取新鲜鸡蛋2个,去蛋清取蛋黄,入药汁搅拌,顿服,每晚临睡前服1次。

方义与功效:黄连降心火而除烦,阿胶、鸡子黄滋补阴血,故阴虚火旺之失眠者服之宜。

### (六)五味子膏

制备与服法:五味子25g,水洗净浸半日,煮烂滤去渣,浓缩,加蜂蜜适量,将膏贮瓶,每次服20mL,每日2~3次。

方义与功效:五味子味酸、甘,性温,入肺、肾经,功能敛肺滋阴,生津止汗,益肾涩精,对于虚证失眠,用之较佳。

### (七)磁石粥

制备与服法:磁石60g,打碎于砂锅中煮1小时,滤去渣;猪腰子1个,去筋膜洗净切片,以粳米100g,加磁石水煮粥食。

方义与功效:磁石咸寒,入肝、肾经,能镇肝潜阳,纳气平喘,主治由于肾气虚弱、肝阳上亢引起的失眠心悸等症,猪腰子味咸性平,取以脏补脏之意。

## 四、按摩治疗

### (一)一般按摩治疗

#### 1.体穴按摩

按揉印堂、太阳、百会各1~2分钟,以得气为度;提拿双侧风池1~2分钟,以得气为度;推抹双侧头侧线(从太阳经耳上发际到风池穴)10~20次;按揉神门、心俞、气海、涌泉各1~2分钟,以得气为度。

#### 2.耳穴按摩

掐揉交感、肾上腺、内分泌、心俞、胃、脾、小肠等反射区各1~2分钟,以局部酸胀痛、皮肤红热为度。

#### 3.足部按摩

按摩肾上腺、小脑、脑干、肾、大脑、脑垂体、心、脾、胃、肝、胆、小肠等反射区,以局部酸胀痛、足部灼热为度。

## （二）分型按摩治疗

### 1.肝郁化火

加按揉肝俞、胆俞、太冲、期门、章门各1~2分钟，以得气为度；掐按十宣10~20秒，以胀痛为度。

### 2.痰热内扰

加按揉脾俞、胃俞、足三里、丰隆、曲池各1~2分钟，以得气为度；推按胃经小腿段，从足三里至解溪反复进行10~20次。

### 3.心脾两虚

加按揉劳宫、内关、外关、通里、足三里、膻中、膈俞、厥阴俞、血海各1~2分钟，以得气为度。

### 4.阴虚火旺

加按揉肾俞、三阴交、足三里、太溪、阴陵泉、太冲各1~2分钟，以得气为度。

### 5.心胆气虚

加按揉劳宫、内关、外关、通里、足三里、膻中、中脘、期门、胆俞、京门、日月各1~2分钟，以得气为度。

## （三）随症按摩治疗

### 1.伴头晕目眩头痛者

加按揉天容、天窗、听会、听宫、翳风、列缺、外劳宫各1~2分钟，以得气为度。

### 2.伴心悸甚者

加按揉厥阴俞、乳根、天突、内关、公孙、膻中各1~2分钟，以得气为度。

## （四）预防按摩

每日干洗脸，并从前向后推抹头部20次；每日搓揉涌泉5~10分钟，以足底烘热为度。

# 第五章　脾胃系病证

## 第一节　胃脘痛

胃脘痛,又称胃痛,是指上腹部近心窝处发生疼痛的病证,因其痛近心窝部,故古人称"心痛",但与"真心痛"有本质的区别。

胃痛与胃、肝、脾关系密切,初病病位主要在胃,间可旁及与肝,病久主要在脾。无论外感、食积均可引起胃气的壅滞,胃失和降。其次是肝胃气滞,因忧思恼怒,则气郁伤肝,肝木失于疏泄,肝气横逆犯胃,而致胃痛。若郁久化火,耗伤肝胃之阴,胃失濡润,而且气郁日久,又能导致瘀血内结,则胃痛加重或缠绵难愈。胃病日久,内传于脾,脾气受伤,轻则中气不足,运化无权;继则中气下陷,升降失司;再则脾胃阳虚,阴寒内生,胃络失于温养,则成虚寒胃痛;如脾润不足,或胃燥太过,致胃失濡养,而成阴虚胃痛。

### 一、临床表现

#### (一)寒邪犯胃

胃脘疼痛暴作,畏寒喜暖,温熨脘部可使疼痛减轻,口不渴,或渴喜热饮,苔白,脉弦紧。

#### (二)胃热内郁

脘部阵痛,痛势急迫,嗳腐吞酸,口干苦,小便黄赤,大便干结,舌红苔黄,脉弦数。

#### (三)肝气犯胃

情绪激动后胃脘部疼痛发作,胀痛并向胁肋部放射,嗳气反酸,苔薄白,脉弦。

#### (四)饮食停滞

胃脘部发胀疼痛,嗳气反酸,呕吐不消化食物,吐后疼痛可减轻,舌苔厚腻,脉濡滑。

#### (五)脾胃虚寒

胃脘隐痛,畏寒喜暖,泛吐清水,食欲不振,疲乏无力,大便溏,手足发凉,舌淡,脉弱。

## (六)胃阴不足

胃脘灼痛,嘈杂似饥,口干苦不多饮,大便干结,舌红少苔,脉弦细无力。

## (七)瘀血阻滞

胃脘部疼痛拒按,痛如针刺,痛处固定不移,或吐血如咖啡色,便色如柏油,舌质黯红或有瘀斑,脉细涩。

## 二、针灸治疗

治法:理气和胃,取胃募、下合穴、手厥阴经穴,并根据辨证不同而取用足厥阴、足太阴经穴以及相应的背俞穴。实证针用泻法,虚证针用补法,寒证加灸。

处方:中脘、内关、足三里。

随症取穴:胃痛甚者加梁丘;胃热内郁者加内庭、陷谷;食积阻滞者加承满;肝胃气滞、脘痛连胁者加太冲、阳陵泉、公孙;嗳气吞酸者加肝俞、胆俞;脾胃虚寒者加脾俞、胃俞、章门;便溏者加天枢;胃阴不足者加太溪、三阴交;瘀血阻滞者加血海、膈俞。

针灸方法:中脘直刺0.5～1.5寸,使上腹部有胀重感;内关直刺0.5～1.5寸,或针尖向上斜刺1～1.5寸,尽可能使麻胀感向肘、腋扩散为佳;足三里直刺1～2寸,使麻胀感扩散至足背。寒证取中脘、足三里加灸。若胃痛甚者加梁丘,也可独取梁丘,直刺1～1.5寸,用大幅度提插捻转,使局部酸胀,并可扩散至膝关节。胃热内郁取陷谷直刺0.5～1.5寸;内庭向上斜刺0.5～0.8寸。食积阻滞闷痛嗳酸者加承满,直刺1～1.5寸,使上腹部沉重发胀。肝胃气滞者,取太冲直刺或向足心斜刺1～1.5寸,公孙直刺1～1.5寸。以上诸穴针用泻法。脾胃虚寒者加脾俞、胃俞,向椎体斜刺0.5～1寸,并加灸,艾条灸每穴3～5分钟,艾炷灸每穴5～7壮;章门直刺或斜刺0.8～1寸,使侧腹有胀感,并向腹后壁传导,三穴均用补法。胃阴不足补太溪,直刺0.5～1寸;三阴交直刺1～1.5寸,并使针感向上传导为佳。瘀血阻滞者泻血海,直刺1～2寸,膈俞向椎体斜刺0.5～1寸。伴见胃脘嗳气吞酸加肝俞、胆俞,向椎体斜刺0.5～1寸,局部酸胀即可。脘痛连胁加阳陵泉,使针感下传。便溏者加天枢,直刺1～1.5寸,局部酸胀即可,留针20～30分钟,疼痛剧烈者可每日2～3次。

## 三、饮食疗法

### (一)吴茱萸粥

制备与服法:吴茱萸10g(用纱布袋装,先下),糯米100g,生姜3片,共煮稀粥,粥成后去吴茱萸、生姜,分2~3次服下。

方义与功效:吴茱萸味辛苦,性热,入脾、胃、肝、肾经,功能散寒止痛,下气止呕,去胃中虚寒,胸腹冷痛;生姜辛温,散寒解表,温胃止呕;糯米性温,暖脾胃,补中益气,此方温中止痛,对寒性胃痛有良效。

### (二)羊肉粥

制备与服法:新鲜精瘦羊肉250g,切小块先煮烂,再合粳米同煮粥,每日服2次。

方义与功效:《本草纲目》中记载:"羊肉苦甘大热,能补中益气,安心止痛,主治虚劳寒冷。"此粥治虚寒型胃痛,中老年气血亏损,阳气不足,恶寒怕冷,胃脘疼痛。

### (三)砂仁粥

制备与服法:先用粳米100g煮粥,砂仁5g研末入粥,再稍煮即可。

方义与功效:砂仁辛温,功能暖脾胃,通滞气,散热止痛。粳米补中益气。此粥专治虚寒胃痛兼胀满、呕吐。

### (四)土豆蜜膏

制备与服法:鲜土豆100g,洗净捣烂绞汁,先大火后文火煎熬浓缩,加入蜂蜜适量再煎,直至黏稠如蜜时,冷却装瓶。每日服3次,每次20mL。

方义与功效:土豆性味甘平,能和胃调中,健脾益气,治胃脘痛。蜂蜜味甘,性平,有补中润燥,止痛解毒之功效。两味合用,可治胃脘痛。

### (五)姜橘土豆汁

制备与服法:鲜土豆100g,生姜10g,榨汁加鲜橘汁30mL,调匀,将杯放入热水中烫温,每日服30mL。

方义与功效:橘味甘酸,性温,能健胃理气止痛;生姜辛温,能温中止呕;土豆甘平,和胃调中止痛。合用能治神经官能性胃痛、呕吐。

### (六)糖饴饮

制备与服法:糖饴20mL,开水化服,每日3次,饭前服。

方义与功效:糖饴甘温,补中益气,健脾胃,止疼痛。状如胶蜜,有保护胃黏膜作用,故能止痛。

### 四、按摩治疗

#### (一)一般按摩治疗

**1.体穴按摩**

点按中脘、天枢、气海、关元,每穴1~2分钟;按揉脾俞、胃俞、小肠俞、意舍等背部俞穴,每穴1~2分钟。之后用掌根推膀胱经线胸腰段部分,以局部胀痛、皮肤发红、发热为度;点按内关、足三里、上巨虚、下巨虚、公孙、三阴交等穴,每穴1~2分钟。

**2.耳穴按摩**

掐揉交感、内分泌、脾、胃、大肠、小肠等反射区,以胀为度,每处1~2分钟。

**3.手部按摩**

按摩第二掌骨部的胃、十二指肠、下腹等反射区,每处1~2分钟。

**4.足部按摩**

按摩足部脾、胃、十二指肠、腹腔神经丛等反射区,以足部感到灼热为度。

#### (二)分型按摩治疗

**1.寒邪犯胃**

掐按人中、合谷各1~2分钟,以酸胀痛而能忍受为度;掌按神阙穴至腹部烘热为止。

**2.饮食停滞**

顺时针方向按摩腹部30次,再逆时针按摩30次,点按鸠尾及章门穴,以酸胀痛而能忍受为度,每穴1~2分钟。

**3.肝气犯胃**

体穴加点按章门、期门、日月、肝俞;耳穴加掐揉肝、胆区;足部按摩加按肝、胆反射区。

**4.肝胃郁热**

加按章门、期门、曲池、肝俞、胆俞、太冲等穴,每穴1~2分钟,用手握住患者示指并使掌指关节过伸,拇指从远端向近端方向推按第二掌骨头10~20次,以引起胀痛而能忍受为度。

**5.阴虚胃痛**

增加按揉公孙、三阴交的时间,加按揉涌泉、手三里、太溪、血海、绝骨等穴1~2分钟。

### 6.阳虚胃痛

加按揉太冲、章门、期门、日月、膈俞、京门、大包等穴各1~2分钟。

### 7.脾胃虚寒

增加按揉足三里、三阴交、上巨虚、下巨虚等穴的时间,每穴2~3分钟;加按揉涌泉、人中、长强、肾俞、三焦俞等穴,每穴1~2分钟;沿胃经小腿段循行路线自上而下用掌根推10~20次,至小腿烘热为止;足部按摩加按肾、输尿管、膀胱等反射区。并以足部发热为度。

### (三)随症按摩治疗

#### 1.呕吐甚者

点按章门、太冲、鸠尾、天突、膻中、冲阳、丰隆等穴。

#### 2.嗳气泛酸甚者

加点按天突、膻中、丰隆、太白、大包等穴各1~2分钟。从天突至神阙连线之任脉循行区自上而下用小鱼际推10~20次,以皮肤烘热为度。

# 第二节　呕吐

呕吐是由胃失和降、气逆于上引起的病症。前人以有物有声谓之呕,有物无声谓之吐,无物有声谓之干呕。其实呕与吐同时发生,很难截然分开,故一般并称呕吐。

胃居中焦,主受纳腐熟水谷,其气以降为顺。外邪、饮食、情志、脏腑失和,干于胃腑,导致胃失和降,均可发生呕吐。呕吐病位在胃,病变脏腑除胃以外,尚与脾、肝有关,胃气之和降,有赖于脾气的升清运化以及肝气的疏泄条达,若胃气失和,升降失职;肝失疏泄,则气机逆乱,肝气犯胃,胃失和降,均可致呕吐。呕吐的病机无外乎虚实两大类,实者由外邪、饮食、痰饮、气郁等邪气犯胃,致胃失和降,气逆而发;虚者由气虚、阳虚、阴虚等正气不足,使胃失和降、温养、濡润,胃虚不降所致。无论邪气犯胃,或脾胃虚弱,发生呕吐的基本病机在于胃失和降,胃气上逆。

## 一、临床表现

### (一)外邪犯胃

突然呕吐,可伴发热恶寒,头身疼痛,胸脘满闷,苔白腻,脉濡缓。

## (二)饮食停滞

呕吐酸腐,脘腹胀满,嗳气厌食,得食愈甚,吐后反快,大便秽臭或溏薄或秘结,苔厚腻,脉滑实。

## (三)痰饮内阻

呕吐多为清水痰涎,脘闷不食,头眩心悸,苔白腻,脉滑。

## (四)肝气犯胃

呕吐吞酸,嗳气频繁,胸胁闷痛,舌边红,苔薄腻,脉弦。

## (五)脾胃虚寒

饮食稍有不慎即易呕吐,时作时止,面色发白,倦怠乏力,口干而不欲饮,四肢不温,大便溏薄,舌质淡,脉濡弱。

## (六)胃阴不足

呕吐反复发作,时作干呕,口燥咽干,似饥而不欲食,舌红津少,脉多细数。

## 二、针灸治疗

治法:和胃降逆止呕。取足阳明、手太阴、足厥阴经穴。实者泻之,虚者补之,寒者灸之,虚实夹杂者补泻兼施。

处方:中脘、内关、足三里、公孙。

随症选穴:因伤于饮食者加下脘、璇玑;因于痰饮者加膻中、丰隆;因肝气横逆者加太冲、阳陵泉、神门;外感呕吐偏寒者加合谷、上脘、胃俞;外感呕吐偏热者加大椎、外关、合谷、内庭;中虚呕吐者加脾俞、章门。

针灸方法:中脘、内关、足三里针法同"第一节胃脘痛";公孙直刺1～1.5寸,针感局部酸胀,有时可扩散至足底。四穴为止吐常用穴,可根据证候虚实,酌用补泻手法,可用于各种原因引起的呕吐。因于食积呕吐者,加下脘,针法同中脘、璇玑,针尖向下平刺0.5～1寸局部酸胀即可,用毫针泻法,留针间歇行针,每日治疗1～2次。痰饮呕吐,加膻中,针尖向上平刺0.5～1寸,宜有局部酸胀,或前胸有沉重感;丰隆直刺1.5～2寸,针感可向上、下放射,用毫针平补平泻,留针15～30分钟,并可加灸,治疗每日或隔日1次。肝气横逆呕吐者,加太冲,向足心斜刺1～2寸,阳陵泉直刺1.5～2寸,使针感向下扩散,用毫针泻法;神门直刺0.3～0.5寸,局部酸胀即可,留针15～30分钟,每日或隔日1次。偏寒者加合谷,直刺1～1.5寸,使酸胀感可向上、下放射,持续行针至微汗出;上脘针法同中脘;胃俞向椎体斜刺0.5～1寸,用毫针泻法,留针15～30分钟,间歇行针,并可加灸,艾条灸每穴5～10分钟,艾炷灸每穴5～7壮。偏热者加大椎,直刺,微斜向上1～1.5寸,局部酸胀或向下扩散;外关、合谷、内庭直刺0.5寸,用毫针泻法,持续行针5分钟,至患者微汗出急出针,不灸。外感呕吐,病情急重者,每日可针治1～3次,缓解后每日1次。中虚呕吐者加脾俞、章门,针用补法,加灸,治疗每日或隔日1次。

### 三、饮食疗法

#### (一)生姜饴糖饮

制备与服法:鲜生姜10g,饴糖30g,沸水中泡焖10分钟,日服数次。

方义与功效:生姜性温发散,主治胃寒呕吐。饴糖甘温,能健脾胃,补虚冷,润肺止咳。两味合用能治脾胃虚弱,感受寒邪引起的呕吐。本方适用于呕吐兼胃痛者。

#### (二)薯芋半夏粥

制备与服法:清半夏30g,用温水淘去矾味,以砂锅煎汤取清汤200mL,去渣入山药细末50g,煎二三沸,粥成后加白砂糖,每日早晚服。

方义与功效:半夏辛温,降逆止呕,用于胃寒或痰饮呕吐,山药补脾益胃,煮粥借其黏稠留之力,以利药力发挥,本方适用于胃寒痰饮呕吐。

#### (三)藿香粥

制备与服法:鲜藿香30g(干品15g),煎汁,另用粳米100g煮粥,粥成后加入藿香汁调匀煮沸即可。

方义与功效:藿香味辛微苦,含芳香挥发油,故香气浓郁。《本草纲目》中记载藿香能治"暑日吐泻",故本方对暑热引起的呕吐有良效。

#### (四)橙子粥

制备与服法:取新鲜橙子2个,剥去皮,用温开水浸泡,去除酸味,加适量蜂蜜煎汤,频服。

方义与功效:橙子,味酸性凉,入肺经,止呕恶,宽胸膈;蜂蜜,甘平,入肺、脾、大肠经,补中,润燥,两者合用,治疗胃热呕吐。

#### (五)丁香姜糖

制备与服法:冰糖或白砂糖500g,加水少许,放入砂锅中,用文火煎化,加生姜末30g,丁香粉5g,调匀,继续煎至挑起不粘手为宜。另备一大搪瓷盆,涂以香油,将糖倾入摊平,稍冷后,趁软化切50块,随意服用。

方义与功效:丁香辛温,入脾、胃、肺、肾经,有温中降逆,下气止痛的功效;生姜辛温,治胃寒吐逆;冰糖味甘性平,补中益气,和胃润肺。丁香姜糖有温胃降逆、止吐镇吐的作用。诸药合用,用治胃寒呕吐。

### (六)白扁豆粥

制备与服法:白扁豆60g(鲜品加倍),粳米100g,同煮为粥,随意食之。

方义与功效:白扁豆味甘,性微温,和中下气,清暑健胃,配合粳米为粥,治疗因暑温引起的呕吐,效果较好。

### (七)代赭石散

制备与服法:代赭石60g,研极细末,每次服10～15g,每日2次,口苦舌苔黄者,开水冲,温服,身体虚弱者,以人参10g(或党参30g),煎汤送服。

方义与功效:代赭石色赤,性微凉,入心、脾经,善镇逆气,止呕吐,降痰涎,通燥结,治吐衄。口苦苔黄而呕吐者系胃腑有热,用之最佳。身体虚弱者,参赭并用,万无一失。

## 四、按摩治疗

### (一)一般按摩治疗

(1)在患者的两足心以黄酒涂抹后,连续用两手按揉、抓捏,手法自然轻缓,有钝痛感向上,约10分钟。

(2)在患者的足三里、阳陵泉两穴以黄酒涂抹后,连续用拇指快速按揉、压、掐,约3分钟。

(3)在患者的风池、天柱两穴及整个两肩部以黄酒涂抹后,连续用两手按揉、抓捏,可根据患者的体质及病况,采取轻、重、缓、急的手法。

(4)在患者的整个后背及腰部以黄酒涂抹后,连续用两手掌由上而下搓,然后从大椎穴至下椎穴整个一顺线用两手拇指适当用力按揉、捏、压,约8分钟。

(5)在患者的整个前胸及两胁部以黄酒涂抹后,连续用两手上下左右搓,由里向外反复旋摩,约8分钟。

(6)在患者的上、下腹部以黄酒涂抹后,用两手交替上下左右旋摩,并适当按揉,约5分钟。

(7)嘱患者闭上双眼,向其整个面部以黄酒涂抹后,用两手拇指用力按揉印堂和太阳两穴,约2分钟。

### (二)分型按摩治疗

#### 1. 外邪犯胃

嘱患者取仰卧位,家属用掌揉法按揉中脘穴3分钟;再用掌摩法顺时针、逆时针摩胃脘部各60下;最后用拇指指腹端按揉足三里、内关、合谷穴各2分钟。

嘱患者取俯卧位,用一指禅推法推背部两侧脾俞、胃俞穴各1分钟。

#### 2. 饮食停滞

嘱患者取仰卧位,用掌按法持续按压中脘、下脘、神阙穴各2分钟;再用掌摩法顺时针摩胃脘部;最后用拇指指腹端按揉足三里、内关、天枢穴各1分钟。

嘱患者取俯卧位,用一指禅推法推背部两侧脾俞、胃俞、大肠俞穴各1分钟。

#### 3. 肝气犯胃

嘱患者取仰卧位,用掌按法持续按压中脘、神阙穴各2分钟;再用拇指指腹端推巨阙、不容、天枢、章门穴各1分钟,按揉足三里、太冲、内关穴各1分钟;最后用掌擦法横擦两胁2分钟。

嘱患者取俯卧位,用一指禅推法推背部两侧肝俞、胆俞、胃俞、脾俞穴各1分钟。

#### 4. 脾胃虚弱

嘱患者取仰卧位,用掌按法持续按压中脘、神阙、关元穴各1分钟;再用掌摩法顺时针摩胃脘部3分钟;最后用拇指指腹端按揉三阴交、足三里、内关穴各1分钟。

嘱患者取俯卧位,用一指禅推法推背部两侧脾俞、胃俞、三焦俞穴各1分钟。

## 第三节　泄泻

泄泻是指排便次数增多,粪便稀薄,甚至泻出如水样。前贤以大便溏薄而势缓者为泄,大便清稀如水而直下者为泻。本病一年四季均可发生,但以夏秋两季为多见。

泄泻的主要病变在脾胃和大肠,其致病原因有感受外邪、饮食所伤、七情不和及脏腑虚弱等,但关键是脾胃功能障碍。脾虚湿盛是导致本病发生的重要原因。外邪与湿邪关系最大,湿邪侵入,损害脾胃,运化失常。内因与脾虚关系最为密切,脾虚失运,水谷不能化为精微,湿浊内生,混杂而下,发生泄泻。肝肾所引起的泄泻,也多在脾虚的基础上产生,脾虚失运,可造成湿盛,而湿盛又可影响脾的运化,两者互相影响,互为因果。

### 一、临床表现

#### (一)湿热泄泻

泄泻腹痛,泻下急迫,或泻而不爽,粪色黄褐而臭,肛门灼热,烦热而渴,小便短黄,舌苔黄腻,脉濡数。

#### (二)肝气乘脾

素胸胁胀闷,嗳气食少,每日抑郁恼怒或情绪紧张之时,发生腹痛泄泻,舌质淡,脉弦。

#### (三)脾胃虚弱

大便时溏时泻,水谷不化,稍进油腻食物,则大便次数增多,饮食减少,脘腹胀闷不适,面色萎黄,肢倦乏力,舌淡苔白,脉缓弱。

#### (四)脾阳虚衰

黎明之时,脐腹作痛,肠鸣即泻,泻后则安,形寒肢冷,腰膝酸软,舌淡苔白,脉沉细。

#### (五)寒湿泄泻

泄泻清稀,甚至如水样,腹痛肠鸣,脘闷食少,或并有恶寒发热,鼻塞头痛,肢体酸痛,苔薄白或白腻,脉濡缓。

#### (六)食滞肠胃

腹痛肠鸣,泻下粪便臭如败卵,泻后痛减,伴有不消化食物,脘腹痞满,嗳腐酸臭,不思饮食,舌苔垢浊或厚腻,脉滑。

急性泄泻,包括寒湿、湿热之邪及食滞肠胃所致泄泻;慢性泄泻,包括脾胃虚弱、脾阳虚衰及肝气乘脾所致的泄泻。

### 二、针灸治疗

#### (一)急性泄泻

治法:疏调肠胃气机。取足阳明、足太阴经穴,针用泻法,寒证加灸,热证可放血。

处方:天枢、足三里、阳陵泉。

随症选穴:因食积,脘腹痞闷,不欲食者,加承满、合谷;热甚者加内庭、商阳、少泽。

针灸方法:天枢直刺1~1.5寸,深浅掌握以针刺入腹直肌并获得针感为度,针感局部酸胀,或循经向下传导或扩散至同侧腹部均可;足三里直刺0.5~1.5寸,有酸胀感,向下扩散,有时亦可向上扩散至膝;阳陵泉直刺1~1.5寸,局部酸胀,可向下扩散。以上三穴均可用毫针泻法,留针15～30分钟,间歇行针。寒证天枢、足三里可加灸,可用温针灸,每穴3～5壮,或针后用艾条重灸,每穴3～5壮,隔姜灸,每穴5～7壮。食积加承满,直刺1～1.5寸,使局部沉重发胀;合谷直刺0.5～1寸,局部酸胀,有时可向上扩散或有麻电感向指端放射,针用泻法;热重者,内庭、商阳、少泽毫针浅刺或点刺放血。治疗每日1次,病重者可每日2次,症状减轻后可隔日1次。

### (二)慢性泄泻

治法:以健脾助运为主。取任脉、足阳明经穴及背部俞穴,多用补法,并可加灸。

处方:中脘、天枢、足三里、脾俞、章门。

随症选穴:肝郁者加肝俞、行间;肾虚者加肾俞、命门、关元;脘腹痞胀者加公孙;气短者加气海。

针灸方法:中脘直刺1～1.5寸,使局部有沉重胀感,或胃部收缩感;天枢直刺1～1.5寸;足三里直刺1～2寸,针感同前。脾俞穴位于背部,向椎体方向斜刺0.5～1寸,使局部有酸麻胀感,或可向腰部放射,注意不宜针刺过深,以免刺伤内脏;章门直刺或斜刺0.8～1寸,使腹侧有胀感,以上三穴均可用毫针补法,并可加灸,艾条灸每穴5～10分钟,艾炷灸每穴5～7壮。肝郁者加肝俞、行间,肝俞刺法同脾俞,行间斜刺0.3～0.5寸,使酸麻胀感至足背,毫针用泻法,不灸。肾虚者加肾俞,直刺或斜刺1～2寸,使腰部酸胀,并可向下放射;关元直刺或向下斜刺进针1～1.5寸,使局部酸胀,并可向下放射,毫针用补法,可加灸,灸法同上。脘腹痞胀者加公孙,直刺1～1.5寸,使局部酸胀,有时可扩散至足底,毫针用平补平泻。气短者加气海,针法同关元穴,针用补法,并可加灸。治疗每日或隔日1次。以上处方,可先针背部俞穴,起针后再针腹部及其他部位穴位,亦可按仰卧、侧卧不同体位,将以上诸穴分成两组,轮流交替适用。

## 三、饮食疗法

### (一)干姜车前饮

制备与服法:干姜3g,炒车前子10g,共研末,加红糖1g,滚水冲服,每次1杯。若煎服,用干姜6g,炒车前子30g。

方义与功效:干姜味辛大热,入脾、胃、心、肺诸经,能温中回阳,温肺化痰;车前子味甘淡,性寒,能利水道,分清浊,此方有温中止泻作用,对脾胃虚寒泄泻有良效。

### (二)姜茶饮

制备与服法:绿茶6g,干姜末3g,滚水冲泡,焖10分钟,代茶频饮。

方义与功效:绿茶甘苦微寒,有利尿、收敛、杀菌消炎作用,干姜温中止泻。此方用于肠炎菌痢皆有效。

### (三)山药粥

制备与服法:干山药片60g,轧细过筛,加水调糊置炉上,用筷不断搅动成粥,加白糖适量,每日服2～3次。

方义与功效:山药甘平,入脾、肺、肾经,能补脾止泻,益肾固精,治脾胃虚弱,食少体倦泄泻。

### (四)莲肉糕

制备与服法:莲肉(去芯)300g,加水煮烂,捣碎成泥,粳米500g,水浸2小时,淘净与莲肉相拌,置瓷盆内隔水蒸熟,稍晾压平切块,撒一层白糖,每日早晚作点心用。

方义与功效:莲肉干涩性平,能补脾涩肠,养心益肾,治脾虚泄泻。

### (五)益脾饼

制备与服法:熟枣肉250g,鸡内金60g,干姜粉60g,生白术120g。先将生白术、鸡内金用文火焙干,轧成细末,共入干姜粉和熟枣肉同捣如泥,制成小饼,放入烤炉烘干,空腹当点心用,应细嚼慢咽。

方义与功效:大枣甘温,能补脾和营,益气养血,用于脾虚泄泻,营卫不和;鸡内金甘涩平,能健胃消食,运脾而止泻;干姜温中;白术补脾益气,燥湿利水。四味同用配伍得当,功效尤佳。此饼适用于脾胃虚寒,饮食减少,慢性泄泻。

### (六)炒米面粉

制备与服法:米粉、面粉各250g,入铁锅用文火炒熟,冷却备用,用时加白糖适量,用开水冲糊,每日任意服食。

方义与功效:《本草纲目》中记载:"此面性平,食之不渴。"米粉甘平,补中益气,和胃养阴,此方治脾胃虚弱泄泻。

## 四、按摩治疗

### (一)一般按摩治疗

#### 1.体穴按摩

用掌揉神阙穴,以局部发热为度,揉按中脘、天枢、关元、中极各1～2分钟;点按足三里、上巨虚、下巨虚各2～3分钟。

**2.耳穴按摩**

掐揉耳穴中大肠、小肠、脾、胃、交感神经等反射区,以腹部能耐受,皮肤有灼热感并发红为度。

**3.手部按摩**

按揉手全息反射区中的大肠、小肠、脾、胃等部位,以得气为度。

**4.足部按摩**

按揉胃、十二指肠、脾、大肠、小肠、腹腔神经丛等反射区,以酸胀痛能忍受为度,按摩足部有发热感。

**(二)分型按摩治疗**

**1.感受寒湿或风寒者**

按揉合谷、风池、太阳、风门、脾俞、大肠俞等穴各1~2分钟,推抹头顶部的膀胱经线10~20次,从前向后,以轻度压痛为度。

**2.感受湿热或暑湿者**

按揉大椎、曲池、三焦俞、大肠俞、膀胱等穴各1~2分钟,掐按十宣穴1~2分钟。

**3.食滞肠胃者**

揉按腹部,顺时针和逆时针方向各2~3分钟;按揉脾俞、胃俞、胃仓、中府、梁门等穴各1~2分钟。

**4.肝气乘脾者**

按揉日月、期门、章门、太冲、肝俞、胆俞、脾俞等穴各1~2分钟;足部按摩加按揉肝、胆、上下身淋巴结等反射区。

**5.脾胃虚弱者**

按揉百会、气海、膻中、脾俞、胃俞、气海俞等穴各1~3分钟。

**6.肾阳虚衰者**

按揉脾俞、胃、太溪等穴各1~2分钟;搓揉足底至发热,推按督脉的腰骶段,以局部发热为度。

**(三)随症按摩**

**1.伴呕吐者**

加按内关、公孙、鸠尾、膻中、天突等穴各1~2分钟,以酸胀疼痛能忍受为度。

**2.伴腹痛甚者**

加按揉人中、手三里、内关、三阴交各1~2分钟,以得气为度。

**3.伴发热者**

加按揉大椎、曲池、合谷各1～2分钟,掐按十宣穴1～2分钟。

**(四)预防按摩**

**1.体穴按摩**

按摩腹部,顺时针和逆时针方向交替进行,每个方向按摩10～20次再改向,直至腹部发热为止;用小鱼际或掌根推按胃经的小腿段经线,自上而下反复推1～2分钟,至局部觉热为止;推按膀胱经腰骶段的经穴,自上而下反复推2～3分钟,以局部觉热为度;按揉双侧涌泉穴各2～3分钟,以觉温热为度。

**2.足部按摩**

按摩肾、输尿管、膀胱、脾、胃、小肠、大肠、肾上腺、腹腔神经丛等反射区。

**3.耳穴按摩**

掐揉耳穴中的内脏反射区,以小肠、大肠、脾、胃、交感神经、内分泌等处为重点,以局部发热、皮肤发红为度。


# 第四节 便秘


便秘是指大便秘结不通,排便时间延长,或欲大便而排泄不畅的一种病证。

本病的病因是多方面的。外感寒湿之邪、内伤饮食情志、阴阳气血不足等皆可引起便秘,而且各种病因又可相兼为病,使发病之因复杂多变。如肠燥津亏者易被邪热侵扰,气虚阳衰者不耐寒凉饮食之伤,气机郁滞常易化燥而伤津,大肠传导无力,又使津凝、郁阻,因虚致实等。总之,便秘的直接原因为热、实、冷、虚四种,胃肠积热者发为热秘,气机郁滞者发为实秘,阴寒积滞者发为冷秘,气血阴阳不足者发为虚秘。而且,四种便秘的症候表现常有相兼或演变,如邪热蕴积与气机郁滞并存,阴寒积滞与阳气虚衰同在;气机郁滞,日久化热,而导致热结;热结日久,耗伤阴津,可导致阴虚等。然而,便秘总以虚实为纲,热秘、冷秘、气秘属实,阴阳气血不足的虚秘属虚。实者病机在于邪滞胃肠,壅塞不通;虚者病机在于肠失温润,推动无力;虚实之间又常转化,可由实转虚,可因虚致实,可虚实兼杂。

总之,便秘虽属大肠传导功能失常,但与脾胃及肾脏的关系甚为密切。其发病原因,有燥热内结,津液不足;情志失和,气机郁滞;劳倦内伤,身体衰弱,气血不足等,按照病因病机及临床表现,本病可分为热秘、气秘、虚秘、冷秘四类。

## 一、临床表现

### (一)肠胃积热

大便干燥,腹胀腹痛,面红身热,口干口臭,心烦不安,小便短赤,舌红苔黄燥,脉滑数。

### (二)气机郁滞

大便干结,或不甚干结,欲便不得出,或便而不爽,肠鸣矢气,腹中胀痛,胸胁满闷,嗳气频作,食欲缺乏,舌苔薄腻,脉弦。

### (三)阴寒积滞

大便艰涩,腹痛拘急,胀满拒按,胁下偏痛,手足不温,呃逆呕吐,舌苔白腻,脉弦紧。

### (四)气虚

粪质并不干硬,虽有便意,但临厕努争乏力,便难排出,汗出气短,便后乏力,面白神疲,肢倦懒言,舌淡苔白,脉弱。

### (五)血虚

大便干结,面色无华,心悸气短,失眠多梦,健忘,口唇色淡,舌淡苔白,脉细。

### (六)阴虚

大便干结,如羊屎状,形体消瘦,头晕耳鸣,两颧红赤,心烦少眠,潮热盗汗,腰膝酸软,舌红少苔,脉细数。

### (七)阳虚

大便干或不干,排出困难,小便清长,面色苍白,四肢为温,腹中冷痛,得热则减,腰膝冷痛,舌淡苔白,脉沉迟。

## 二、针灸治疗

治法:通腑开秘。取大肠募穴及下合穴。便秘偏实者针用泻法,偏虚者针用补法,属寒者可加灸。

处方:天枢、上巨虚、支沟。

随症选穴:热结者加合谷、曲池;气郁者加中脘、行间;气血虚弱者加脾俞、大肠俞、关元;寒结者加神阙、气海;脱肛者加长强、百会。

针灸方法:天枢直刺1～1.5寸,使局部酸胀或放散至同侧腹部;上巨虚直刺1～2寸使局部酸胀或有麻电感向下放射;支沟直刺或向上斜刺1～1.5寸,针感局部酸胀或向上扩散至肘,有时有麻电感向指端放射。留针15~30分钟,间歇行针,针治每日或隔日1次。热结者,合谷直刺0.5~1寸;曲池直刺1~1.5寸,使局部酸胀并向前臂扩散,两穴用毫针泻法,持续行针3~5分钟,至患者有微汗再出针。气滞者,中脘直刺1~1.5寸;行间斜刺0.5~1寸,用毫针泻法。气血虚弱者,脾俞向椎体斜刺0.5~1寸;大肠俞直刺1~2寸,针感局部酸胀或有麻电感向下肢放射;关元直刺或向下斜刺1~1.5寸,用毫针补法,留针15~30分钟。寒秘者,气海针灸并施,神阙只灸不针,可用隔盐灸或隔姜灸,每次5~7壮,或艾条灸5~10分钟。见有脱肛者,取长强,针沿尾骨和直肠之间刺入0.5~1寸,使局部酸胀,亦可扩散至肛门。灸百会,隔姜灸5~7壮或艾条灸5~10分钟。

### 三、饮食疗法

#### (一)桃花粥

制备与服法:鲜桃花瓣4g(干品2g),粳米100g,煮稀粥,隔日服1次。

方义与功效:桃花苦干无毒,《本目纲目》中记载其能"消肿下恶气,利宿水,消痰饮积滞""治大便艰难"。配粳米煮粥,使其作用缓和。

#### (二)冰糖炖香蕉

制备与服法:香蕉2根,去皮加冰糖适量,隔水蒸,每日2次,连服数日。

方义与功效:香蕉性味甘寒,功能清热润燥、解毒滑肠,又因其味甘,故能补中和胃,对虚弱患者便秘尤为适宜。

#### (三)桑椹蜜膏

制备与服法:鲜桑椹1000g,煎煮2次,取煎液1000mL,用文火浓缩,以稠黏为度,加鲜蜂蜜300g,再煮一沸停火,冷却即可装瓶。每次服20mL,温水送下,每日2~3次。

方义与功效:桑椹甘寒,有补肾、滋阴、养血的作用;蜂蜜甘,入脾、胃、大肠经,能润肠通便,润肺止咳。此膏对血虚津枯的便秘,久服有良效。

#### (四)五仁粥

制备与服法:芝麻、松子仁、胡桃仁、桃仁(去皮尖,炒)、甜杏仁各10g,五仁混合碾碎,入粳米200g,共煮稀粥,加白糖适量,每日早晚服用。

方义与功效:芝麻甘平,能滋养肝肾、润燥滑肠;松子仁甘温,能益肺、润燥、滑肠、健脾;胡桃仁甘温,能强腰健肾,敛肺定喘,主治老年人气虚便秘;桃仁味苦甘,性平,能破瘀、行血、润燥、滑肠;甜杏仁性味甘平无毒,能止咳、平喘、润肠、通便。五仁皆富油脂,同用相辅相成。对中老年患者气血亏虚引起的习惯性便秘,疗效尤佳。

### (五)菠菜粥

制备与服法:新鲜菠菜100g,粳米100g。先将菠菜洗净放入开水中烫半熟,取出切碎。粳米成粥后,将菠菜放入,拌匀,煮沸即可,日服2次。

方义与功效:菠菜味甘,冷滑无毒,能下气、调中、止渴、润肠,适用于习惯性便秘、高血压等。

### (六)何首乌粥

制备与服法:何首乌50g,以砂锅煎取浓汁去渣,入粳米100g,大枣3枚,冰糖适量,同煮为粥。

方义与功效:何首乌味甘涩微苦,性温,入肝、肾经。能补肝肾,益精血,通便截疟。久服延年益寿,治老年性高血脂,血管硬化,阴血亏损,大便干燥。

### (七)硝菔通结汤

制备与服法:鲜萝卜2500g(切片),净朴硝150g,加水2500mL同煮。萝卜熟烂捞出,余汤再入萝卜500g,煮烂捞出。如此连煮5次,得萝卜汁1000mL,分3次温服,1日服完。

方义与功效:朴硝味咸,性寒,能软坚通便,泻火解毒;萝卜味甘辛,微温,能下气消食,化痰散瘀解毒,其汁与朴硝同用可化朴硝之咸寒,缓和朴硝之悍猛攻破。治大便燥结久不通,有显效。

## 四、按摩治疗

### (一)一般按摩治疗

#### 1.体穴按摩

用掌摩法摩揉结肠,从升结肠到横结肠,最后到降结肠,反复揉摩10~20遍;点按大横、腹结、天枢、章门、关元等穴各1~2分钟;按揉上巨虚、大肠俞、三焦俞等穴各1~2分钟。

#### 2.耳穴按摩

掐揉大肠、小肠、脾、胃、交感等反射区各1~2分钟,以局部酸胀痛、红热为度。

#### 3.足部按摩

按摩大肠、脾、胃、内分泌、肾上腺、盲肠、回盲瓣、升结肠、横结肠、降结肠、直肠、肛门等反射区,以酸胀痛而能忍受为度。

## （二）分型按摩治疗

### 1.实热便秘

加按摩合谷、曲池、大椎、足三里、下巨虚等穴各1～2分钟，以得气为度。

### 2.气滞便秘

加按揉期门、中脘、行间、太冲等穴各1～2分钟，以得气为度。

### 3.气虚便秘

加按揉气海、膻中、脾俞、胃俞、足三里等穴各1～2分钟，以得气为度。

### 4.血虚便秘

加按揉膈俞、三阴交、血海、脾俞、胃俞、曲泉等穴各1～2分钟，以得气为度。

### 5.阳虚便秘

加按摩长强、肾俞、命门、气海俞、足三里、涌泉等穴各1～2分钟，以得气为度。

## （三）随症按摩治疗

### 1.伴腹痛者

点按内关、公孙、合谷、支沟等穴各1～2分钟。

### 2.伴呃逆者

点按天突、鸠尾、血海、太冲等穴各1～2分钟，以得气为度。

## （四）预防按摩

### 1.体穴按摩

每日揉摩腹部，顺时针及逆时针方向各10～20次；推按足三里及解溪各10～20遍，以局部烘热、皮肤发红为度。

### 2.耳穴按摩

从耳甲挺至耳甲腔反复搓抹至发热为止，每日2～3次。

### 3.足部按摩

按摩大肠、小肠、直肠、肛门、下腹部、肾、脾、胃等反射区，每日1次或隔日1次。


# 第五节　痢疾

痢疾是因外感时邪疫毒，内伤饮食而致邪蕴肠腑，气血壅滞，传导失司，临床以腹痛、里急后重、下痢赤白脓血为主要临床表现的病证。多发于夏秋季节。

本病的致病因素为外感暑湿疫毒和饮食不洁，以致湿热或寒湿与食滞交阻，肠腑传导失司,通降不利,气血壅滞,肠道脉络受损而成。根据感邪及病理变化的不同,临床可分为下列类型:伤于湿热者为"湿热痢";伤于寒湿,或湿热痢热去湿留,伤及脾阳者为"寒湿痢";热毒炽盛,壅滞肠胃,内陷心营,高热神昏,病情骤急者为"疫毒痢";脾胃素虚,肠腑湿热上逆犯胃,病情重而不能进食者为"噤口痢";久痢不愈,正伤邪留,时发时止为"休息痢"。

## 一、临床表现

### (一)湿热痢

腹痛,里急后重,下痢赤白相杂,肛门灼热,舌质红,苔腻微黄,脉滑数。

### (二)疫毒痢

发病急骤,痢下鲜紫脓血,腹痛剧烈,里急后重较湿热痢为甚,或壮热口渴,头痛烦躁,甚者神昏痉厥,舌质红绛,苔黄燥,脉滑数。

### (三)寒湿痢

痢下赤白黏冻,白多赤少,或纯为白冻,伴腹痛,里急后重,饮食乏味,胃脘饱闷,头身困重,舌质淡,苔白腻,脉濡缓。

### (四)噤口痢

湿热痢者,下痢而不能进食,食入即吐,恶心,胸脘痞闷,精神倦怠,舌质红,苔黄腻,脉濡数。

### (五)休息痢

痢疾时发时止,病程较长,发时可见湿热或寒湿证候,但便次无急性之频,且少恶寒发热之症,不发之时,可见阳虚或阴虚之证。

## 二、针灸治疗

治法:清热化湿,调气和血,取手足阳明经穴,休息痢兼顾脾胃。针用泻法,久痢补泻兼施,偏寒可加灸。

处方:合谷、天枢、上巨虚。

随症选穴:湿热痢热重加曲池、内庭;疫毒痢加大椎、十宣;噤口痢加中脘、内关;寒湿痢加阳陵泉、气海;休息痢阳虚加脾俞、胃俞、肾俞;阴虚加照海、血海;休息痢脱肛加灸百会。

针灸方法:天枢直刺1～1.5寸;上巨虚直刺1～2寸;使局部酸胀,并尽可能使针感向上传导;合谷直刺 1~1.5 寸。三穴在急性期用毫针泻法,留针 15~30 分钟或更长,间歇行针。疫毒痢加大椎、十宣点刺放血,若大椎放血效果不佳者,可在三棱针点刺后加用火罐吸拔。噤口痢,中脘直刺 0.5~1.5 寸,使局部有沉重感或使胃部有紧缩感;内关直刺 0.5~1.5 寸或向上斜刺 1~2 寸,使局部酸胀,并尽可能使针感向上传导。寒湿痢,阳陵泉直刺 1~2 寸,使局部酸胀,并向下传导;气海直刺或斜刺 1~1.5 寸并加灸,可用温针灸或艾炷灸 5~7 壮。休息痢,合谷、天枢、上巨虚,用平补平泻法,偏阳虚者加脾俞、胃俞向椎体斜刺 0.5~1 寸,肾俞直刺 1~1.5 寸,针用补法加灸;阴虚加照海直刺 0.5~1 寸,血海直刺 1~1.5 寸,用毫针补法,不灸。休息痢脱肛加灸百会。可用艾条灸 5~10 分钟或艾炷灸 3~7 壮。注意,如用直接灸,不可用化脓灸,急性菌痢可根据病情轻重每日治疗 1~3 次,症状减轻改为每日或隔日 1 次,至症状消失。休息痢每日或隔日 1 次。偏阳虚者背部俞穴可与腹部穴位分两组交替使用,或先背后腹一次针治。

### 三、饮食疗法

#### (一)马齿苋绿豆汤

制备与服法:鲜马齿苋 120g,绿豆 60g,煎汤 500mL,每日服 2 次。

方义与功效:马齿苋味酸性寒,入心、大肠经,功效清热解毒,治痢疗疮。药理实验研究证明,马齿苋对痢疾杆菌有抑制或杀灭作用,对大肠杆菌、葡萄球菌亦有显著抗菌作用。绿豆甘凉,能清热解毒。故此方对湿热痢有效。

#### (二)白蜜马齿苋汁

制备与服法:马齿苋 1000g,用温开水洗净榨汁,加白蜜 30mL 或白糖适量,一次服下,每日 1 次。

方义与功效:马齿苋清热解毒,杀菌止痢,白蜜调味和中,此方对急性菌痢、下痢脓血有显著疗效。

#### (三)绿茶

制备与服法:绿茶 100g,煮取浓汁 300mL,每次服 100mL,加醋 10mL,热饮,每日 3 次。或绿茶末 12g,白痢以姜汤送服,赤痢以甘草水送服,每日 3 次。症状消失后,连服 3 日,以巩固疗效。

方义与功效:绿茶味苦性凉,功能清热明目,止渴除烦,化痰消食,利尿解毒,消炎止痢,近代医学研究证明,绿茶对痢疾杆菌、金黄色葡萄球菌、绿脓杆菌均有较强抑制作用。

### (四)野苋汤

制备与服法:鲜野苋草全草 500g,洗净剪碎,加水取浓汁,加白糖少量矫味,每次服 200mL,每日 3 次。

方义与功效:野苋草味微苦,性凉,功能清热解毒,抗菌消炎,止血止痢,对细菌性痢疾有良效。

### (五)白头翁解毒汤

制备与服法:白头翁 50g,银花、木槿花各 30g,煎取浓汁 200mL,加白糖 30g,温服,每日 3 次。

方义与功效:白头翁苦寒,入胃、大肠经,功能清热解毒,止血止痢;银花清热解毒;木槿花清热凉血止痢;白糖性凉,矫白头翁之苦味,补糖增液,对中毒性痢疾有良好的辅助治疗作用。故本方对疫毒痢效果较好。

### (六)马齿苋藕汁饮

制备与服法:鲜马齿苋、鲜藕各 500g,捣烂绞汁加白糖,每次服 200mL,每日 2～3 次。

方义与功效:马齿苋治热毒血痢,藕汁凉血止血收敛。此方有清热解毒、凉血止痢的功效。

### (七)大蒜糯米粥

制备与服法:紫皮大蒜 30g(去皮),放沸水中煮过捞出,入糯米 100g,煮成稀粥,再将大蒜放入粥内,共煮为粥。早、晚各食 1 次。

方义与功效:大蒜辛辣,性温,入脾、胃、肺经,大蒜素有杀菌、消炎、止痢功效,对葡萄球菌、痢疾杆菌有强大的杀灭作用;糯米性温,补中健脾,其汁黏滞,使药液缓缓吸收,此方对虚寒痢效果较好。

### (八)黄芪乌梅膏

制备与服法:黄芪、乌梅各 200g,加水 1000mL,煮取 500mL,加红砂糖 250g,收膏装瓶。每次服 20mL,每日 2 次。

方义与功效:黄芪补气升阳,治久痢脱肛,虚寒滑泻;乌梅涩肠止泻,抗菌驱虫;红糖暖中和胃。此方有补气、健脾、涩肠、止泻作用。用于治疗休息痢。

## 四、按摩治疗

### (一)一般按摩治疗

(1)在患者的两足心皮肤处以黄酒涂抹后,连续用拇指交替用力揉、搓,有钝痛、热感向上为宜,约12分钟。

(2)在患者的下巨虚、上巨虚和足三里等穴位处以黄酒涂抹后,两手拇指用力由下而上推、按揉,约5分钟。

(3)在患者的整个腰部皮肤处以黄酒涂抹后,用两手掌上下左右反复旋摩,然后用掌根从灵台至下椎一顺线穴位搓,从膈俞至膀胱俞一顺线穴位搓,手法由下而上,反复用力按揉、搓,以有热感为宜,约8分钟。

(4)在患者的上下腹部皮肤处以黄酒涂抹后,用两手掌上下左右,由里向外反复旋摩、按揉,手法轻缓,约6分钟。

(5)在患者的合谷、曲池两穴位处以黄酒涂抹后,用拇指用力揉掐,约3分钟。

**(二)分型按摩治疗**

**1.湿热痢**

逆推大肠(降结肠、横结肠、升结肠),逆时针揉足三里,按天枢,压放冲门,揉大椎、大肠俞。手法要轻快、柔和、深透。横结肠处压力宜重,降结肠处压力宜轻,反复数十次,以使腹部产生温热为宜。然后静卧10～20分钟。

**2.休息痢**

揉太溪、三阴交、血海,顺揉大肠(升结肠、横结肠、降结肠),轻压缓放育门,揉肾俞(左),重揉压双侧大肠俞。

**3.湿热痢**

轻揉大肠俞、命门,搓八髎,轻压放盲门,轮状揉脐周,点揉气海。

**4.寒湿痢**

揉胃俞,顶颤长强,顺揉大肠区域,搓热掌心按揉关元,压放冲门,推拿腹部,揉地机和脾经公孙段。

因本病证型复杂,当先分寒热,再分虚实,病本在肠胃,累及脏腑不外脾肾,故主体手法当注重脾,其手法为:推脊柱两侧膀胱经第1、2侧线,揉脾俞、肾俞、大肠俞,揉拿小腿腓肠肌;推胃部,揉上腹部,开三门(两侧肋弓部),运三脘,捏拿水分穴,摩膻中,揉足三里、梁丘。


# 第六节  呃逆


呃逆是指以气逆上冲,喉间呃呃连声,声短而频,令人不能自制为主要表现的一种病证。

本病的发生,常因各种原因导致胃气上逆动膈。若过食生冷或寒凉药物则寒气蕴藏于胃,并循手太阳之脉上膈,袭肺,胃气失于和降,气逆于上,而致膈间不利,故呃声声短而频,不能自制。若过食辛辣煎炒之品,或过用温涩之剂,燥热内盛,阳明腑实,气不顺行,亦可动膈而发生呃逆。

## 一、临床表现

### (一)胃中寒冷

呃声沉缓,膈间或胃脘不舒,得热则减,得寒则甚,饮食减少,口不渴,舌苔白润,脉迟缓。

### (二)胃火上逆

呃声响亮,口臭烦渴,喜冷饮,大便干结,小便短赤,舌苔黄,脉滑数。

### (三)气机郁滞

呃逆连声,常因情志不畅诱发或加重,伴有胸闷纳减,脘胁胀闷,肠鸣矢气,舌苔薄白,脉弦。

### (四)脾胃阳虚

呃声低缓无力,气不得续,面色苍白,手足不温,食少困倦,舌淡苔白,脉沉细无力。

### (五)胃阴不足

呃声气促而不连续,口干舌燥,烦躁不安,舌质红而干或有裂纹,脉细数。

## 二、针灸治疗

### (一)实证

治法:和胃降逆,宽胸利膈。

处方:内关、膈俞、中脘、足三里。

随症选穴:胃中寒冷加灸神阙以达"寒者温之";胃火上逆加内庭泻火以釜底抽薪;气逆痰阻加阳陵泉、太冲、丰隆。

针灸方法:内关直刺透外关或向上斜刺0.5～2寸,局部及指、肘、腋、胸有放电样感觉。膈俞直刺0.5寸,或向椎体或向上向下斜刺0.5～1寸,局部酸胀;中脘直刺或向下斜刺1～1.5寸,局部胀感或有胃肠蠕动感;足三里直刺或向下斜刺1～3寸,局部小腿、足趾沉胀,有麻木感。内庭直刺或向上斜刺0.5寸,局部酸胀。阳陵泉直刺或向阴陵泉透刺

1～3寸,膝部及小腿有胀沉感;太冲向涌泉穴透刺1～2寸,局部及足底有酸麻感;丰隆直刺1～3寸,局部酸胀,或小腿有麻木发散感。

### (二)虚证

治法:和胃降逆,补脾健胃。

处方:气海、膻中、中脘、足三里、内关。

随症选穴:脾胃阴虚加气海、足三里,用补法加灸以温针;胃阴不足加金津、玉液、廉泉、内庭。

针灸方法:气海直刺1～1.5寸,小腹、前阴有酸沉发散感,不可刺过腹白线;膻中向上横刺0.5～1寸,不可刺过骨膜或胸骨,胸部沉闷感;中脘、足三里、内关刺法如上。金津、玉液以三棱针点刺放血;廉泉斜向舌根刺1寸,舌根麻胀而紧;内庭直刺或向上斜刺0.5寸,局部酸胀。

## 三、饮食疗法

### (一)丁香柿蒂汤

制备与服法:丁香3g,柿蒂10g,生姜5片,水煎一碗服,每日2次。

方义与功效:丁香辛温,入脾、胃、肾经,能温中降逆,下气止痛,治胃寒呕吐呃逆;柿蒂涩平,能降逆气,止呃逆;生姜暖胃降逆。此方治疗胃寒呃逆效果较好。

### (二)芦根竹茹饮

制备与服法:鲜芦根100g,竹茹30g,同煮,加蜜糖适量,温服。

方义与功效:芦根性寒,含天门冬素、葡萄糖、蛋白质等,能和胃止吐,利尿解毒;竹茹味甘微寒,适于胃热呕吐呃逆;蜜糖甘平,和中解毒,此方治疗胃热呃逆,效果较好。

### (三)米醋红糖饮

制备与服法:米醋100mL,红糖9g,上两味搅匀徐徐服下。每日1剂,连服数日。

方义与功效:米醋味酸,性温,入肝、胃经,散瘀止血;红糖性热,暖胃止痛。故本方对胃寒呃逆效果较好。

### (四)甘蔗生姜汁

制备与服法:甘蔗汁100mL,生姜汁100mL,混合调匀,频频缓饮,每日1次,连服2～3日。

方义与功效:甘蔗汁性寒,入肺、胃经,清热,生津,下气;生姜汁降逆胃气,故本方适用于胃火上逆之呃逆。

### (五)苏子粥

制备与服法:苏子20g,捣碎和泥,加水煎成浓汁去渣,加粳米100g,冰糖适量,煮为稀粥,趁热服食,早晚各1次。

方义与功效:苏子辛温,入肺、大肠经,能降气定喘,润肺滑肠。《老老恒言》中记载"治上气咳逆……兼消痰润肺"。本方适用于胃寒引起的胃气上逆。

### (六)生姜狗肉粥

制备与服法:生姜30g,狗肉120g,共放锅内加水炖至熟烂,调味服食。每日1剂,连服数日。

方义与功效:生姜暖胃散寒降逆;狗肉咸温,入脾、胃、肾经,补中益气,温肾助阳。故本方适用于脾胃阳虚所致呃逆。

### (七)赭石龙眼肉

制备与服法:煅赭石15g,龙眼肉7个,将龙眼肉连核一起放火中烧炭成性,研细末,赭石水煎成汁。用赭石汁冲龙眼肉末,每日2次,连服数日。

方义与功效:赭石味苦甘,性寒,善镇逆降胃气,用治胃气上逆;龙眼肉甘温,入心、脾经,益心脾,补气血。两者合用,对胃阴不足引起的呃逆有效。

### (八)加味梅花粥

制备与服法:白梅花3~5g,柿蒂3~5个,生姜3片,粳米50~100g,先煎粳米,待沸后,加入柿蒂、生姜,粥将成时,加入白梅花,煮2~3沸即可。每日1次,连服5~6日。

方义与功效:白梅花其行升散,疏肝理气;柿蒂和胃降逆;生姜降胃气。三者合用,治疗因情志抑郁而诱发的呃逆。

## 四、按摩治疗

### (一)一般按摩治疗

#### 1.体穴按摩

从天突至鸠尾自上而下推按任脉线之胸段10~20次;点按中脘、内关、胃俞、足三里各1~2分钟,以得气为度。

#### 2.耳穴按摩

掐揉脾、胃、食道、贲门、膈、交感等反射区,以发红、发热为度。

#### 3.足部按摩

按摩胃、脾、膈、腹腔神经丛等反射区,以足部发热、局部酸胀为度。

### （二）分型按摩治疗

#### 1.胃中寒冷

体穴加揉摩神阙穴,以发热为度;点按上脘、章门、天突、脾俞、膈俞各1~2分钟,以得气为度。

#### 2.胃火上逆

点按曲池、行间、内庭、太冲、足三里等穴各1~2分钟,以得气为度。

#### 3.气滞痰阻

按揉期门、章门、日月、京门、肝俞、太冲、丰隆等穴各1~2分钟;耳穴加掐揉内分泌、肝胆、肾上腺等反射区。

#### 4.脾胃阳虚

加按摩腹部顺时针与逆时针各10~20次,按摩脾俞、气海俞、膻中、命门、肾俞、涌泉等穴各1~2分钟,以得气为度。

#### 5.胃阴不足

加按揉血海、三阴交、太溪、内关等穴各1~2分钟,以得气为度。

### （三）随症按摩

#### 1.伴呕吐、嗳气者

加按揉缺盆、天突、太冲、照海等穴各1~2分钟,以得气为度。

#### 2.伴胸腹胀痛者

加按揉期门、章门、日月、太冲等穴各1~2分钟,以得气为度。

### （四）预防按摩

#### 1.体穴按摩

从上到下推按任脉及脾经之胸腹段各10~20次,以局部发热为度,每日1次或隔日1次。

#### 2.耳穴按摩

搓揉胃、贲门、食道、膈、交感、内分泌等反射区,以发热、发红为度,每日1次或隔日1次。

#### 3.足部按摩

按摩脾、胃、膈、腹腔神经丛、大肠、小肠等反射区,以足部烘热为度,每日1次或隔日1次。

# 第六章　肝胆系病证

## 第一节　黄疸

　　黄疸是以目黄、身黄、小便黄为主要特征的疾病,其中以目睛黄染为确定本病的主要依据。一般在发病之初,先见尿液深黄,呈茶褐色或金黄色,身体倦怠,继之面目发黄,逐渐遍及皮肤及爪甲,其黄色或鲜明如橘皮或晦暗如烟熏。

　　黄疸的发生,多由感受湿热疫毒,饮食不节及脾胃虚寒,或劳倦过度所致。病理因素主要是湿邪为患。其病变脏腑,不外脾、胃、肝、胆。阳黄是由湿热熏蒸,胆汁外溢肌肤所致;急黄多由湿热疫毒,热毒炽盛,迫使胆汁外溢所致;阴黄多由寒湿阻遏,脾阳不振,胆汁外溢所致。但阳黄热毒炽盛,邪入营血,可转为急黄重症。若迁延失治,或过用寒凉之品,脾阳受损,或湿从寒化,寒湿困遏,可转为阴黄。阴黄重感湿热毒邪,又可出现阳黄的证候。同时黄疸日久不愈,气滞血瘀,脉络不通,又可形成积,若病及脾肾,水湿内停,可发展为臌胀;此外,尚有砂石、虫体阻塞胆道而致胆汁外溢而发黄者,其表现主要以热证为主,多为阳黄。

### 一、临床表现

#### (一)阳黄

　　目肤俱黄,黄色鲜明,发热,口苦,胸闷呕恶,腹部胀满,小便黄赤,大便秘结,舌苔黄腻,脉弦数,若热毒内陷,可见神昏、发斑、出血等重症。

#### (二)阴黄

　　黄色晦暗,神疲畏寒,食少便溏,脘痞腹胀,舌质淡,苔腻,脉濡或沉迟。

### 二、针灸治疗

#### (一)阳黄

治法:疏肝利胆,清热化湿。取足厥阴、少阳及背俞穴,针用泻法。

处方:胆俞、阳陵泉、阴陵泉、太冲、内庭。

随症选穴:脘痞食少加中脘、足三里;胸闷呕恶加内关、公孙;腹胀便秘加天枢、大肠俞;热重加大椎;神昏加人中、中冲、少冲。

针灸方法:胆俞向椎体斜刺0.5～1寸,局部酸胀,或沿肋间传导;阳陵泉直刺1～1.5寸,酸麻感向下传导;阴陵泉直刺1～1.5寸,或由阳陵泉透刺阴陵泉,酸麻感向下传导;太冲向涌泉穴透刺1.5寸,酸麻胀感传至足底;内庭直刺0.5～1寸,用毫针泻法,留针15～30分钟,每日针刺1次,病情缓解后可隔日1次。脘痞食少加中脘、足三里,直刺1～1.5寸;胸闷呕恶加内关,直刺或向上斜刺1～1.5寸,针感向上为佳;公孙直刺1～1.5寸,酸麻胀感至足底。腹胀便秘者,加天枢、大肠俞,直刺1～1.5寸。热重者,加大椎,直刺1～1.5寸,局部酸胀或向下传导,持续行针3～5分钟至微汗出,亦可用三棱针点刺放血或加火罐吸拔。神昏者,加人中,向上斜刺1寸左右,使有痛感,持续行针3～5分钟,中冲、少冲用三棱针点刺放血。

#### (二)阴黄

治法:健脾利胆,温化寒湿。取足少阴、太阴及背俞穴,针用平补平泻,并用灸法。

处方:至阳、脾俞、胆俞、阳陵泉、足三里、三阴交。

随症选穴:神疲畏寒加命门、气海;大便溏薄加天枢、关元。

针灸方法:至阳沿棘突间向上斜刺0.7～1寸,酸麻感向下或向前胸放射;脾俞、胆俞向椎体斜刺0.5～1寸;阳陵泉、足三里直刺1～1.5寸,针感向下传导;三阴交针尖略向上刺1～2寸,使针感向上扩散为好。毫针平补平泻法,并加灸,艾条灸每穴3～5分钟,艾炷灸5～7壮,治疗每日或隔日1次。神疲畏寒加命门,直刺1.5寸;气海直刺1～1.5寸,以针感下传为好,用毫针补法,并可加灸,灸量同上。大便溏薄加天枢,直刺1～1.5寸,用平补平泻法,关元刺法同气海,均加灸。

### 三、饮食疗法

#### (一)茵陈白茅煎

制备与服法:茵陈30g,鲜白茅根60g,加水500mL,浓煎去渣,加冰糖少许,日服1次。

方义与功效:茵陈味苦微寒,入肝、胆、脾、胃经,功能清热除湿,利胆退黄;白茅根性味甘寒,入心、肺、胃、膀胱经,能清热、凉血、利尿、消肿,两药同用,加冰糖和胃补中,能收清热、利湿、退黄之效。故适用于阳黄热重于湿。

### (二)玉米须茵陈汤

制备与服法:玉米须30g(鲜品加倍),茵陈30g,车前草30g,加水500mL,浓煎去渣,加白糖适量,每次服200mL,每日3~5次。

方义与功效:玉米须甘平,入肝、胃、膀胱经,能清热利胆,利尿消肿;茵陈清热除湿,利胆退黄,两药配合治疗黄疸热重于湿。

### (三)茅根猪肉羹

制备与服法:鲜茅根150g(干品100g),截2cm长;瘦猪肉丝250g,加水适量,共煮熟,加食盐、佐料,分顿食用。

方义与功效:茅根清热利尿,猪肉甘咸,性平,能滋阴润燥,解热毒,补充蛋白质。本方适用于黄疸湿重于热。

### (四)泥鳅豆腐玉米汤

制备与服法:鲜豆腐100g,活泥鳅250g,玉米须(布包30g),将泥鳅放盆中养1~2天,取出与豆腐、玉米须共放砂锅中加水适量煎煮,待烂后调味服食。每日1次,连服数日。

方义与功效:泥鳅甘平,补中气,祛湿邪;豆腐甘凉,益气补中,清热解毒;玉米须甘平,入肺、胃、膀胱经,能清热利胆,利尿消肿。故本方适用于阳黄湿重于热。

### (五)茵陈干姜饮

制备与服法:茵陈15g,大枣4个,干姜6g,红糖适量,水煎吃枣喝汤,每日2次。

方义与功效:茵陈利湿退黄;干姜温中,振脾胃之阳;大枣补脾胃,益气血;红糖健脾暖胃。故本方适用于黄疸之阴黄。

### (六)谷糠鸡蛋汤

制备与服法:谷糠100g,鸡蛋2个,蜂蜜适量。将谷糠加水2碗,煮至1碗,去糠渣,打入鸡蛋,加适量蜂蜜,再煮熟,每日1次。

方义与功效:谷糠甘温,入脾、胃经,健脾开胃;鸡蛋甘平,入心、肾经,滋阴润燥,养血;蜂蜜甘平,入脾、肺、大肠经,补中润燥。本方适用于阴黄。

### (七)黄豆白菜汤

制备与服法:黄豆60g,白菜45g,上两味加水煎服,每日1~2次。

方义与功效:黄豆甘平,入脾、大肠经,健脾宽中;白菜协黄豆以助脾。本方适用于阴黄。

### 四、按摩治疗

嘱患者取俯卧位,医生站于患者左边,以拇指指腹逆时针方向按揉肝俞、胆俞10分钟左右,稍用力,以皮肤微红为度。然后嘱患者坐起,医生站其身后,用两手多指从下至上连续轻推胁肋部,再掌揉胁肋部,后以拇指按揉足三里和关元5~10分钟,以患者感到有放射感为度。其中,按摩肝俞、胆俞时,向头部用力,按摩足三里时,用力宜向足部。

## 第二节 胁痛

胁痛是以一侧或两侧胁肋发生疼痛为主要表现的病证。

本病的病变主要在肝胆,同时和脾、胃、肾有密切的关系,肝胆互为表里,肝居胁下,其经脉布两胁,胆脉络肝,循胁里,过季胁,若情志不畅,肝气郁结,或伤于酒食,积湿生热,移于肝胆,或外感湿热,郁于少阳,枢机不利,或因久痛入络及跌扑闪挫,气滞血瘀,均可致肝胆疏泄失职,经脉气机积滞,血运不畅而发生胁痛。若久病体虚,精血亏损,肝脉失养,或湿热久蕴,郁火伤阴,络脉失濡,亦可致胁痛。病证方面有虚有实,而以实证多见,因气滞血瘀,湿热所致胁痛多为实证,三者之中,以气滞为先。虚证多为肝阴不足,脉络失于濡养。

### 一、临床表现

#### (一)实证

**1.肝气郁结**

胁肋胀痛,走窜不定,或左或右,常因情志变动痛有增减,胸闷不适,嗳气频发,饮食减少,苔白,脉弦。

**2.肝胆湿热**

胁痛口苦,胸闷纳呆,恶心呕吐,或寒热往来,或目黄、身黄、小便黄,舌质红,苔黄腻,脉浮数或弦数。

**3.瘀血内停**

胁痛固定不移,持续不断,胀痛拒按,或有痞块,有慢性胁痛或跌扑损伤病史,舌质偶见瘀点、瘀斑,脉弦或细涩。

**(二)虚证**

肝阴不足:胁肋隐痛,绵绵不休,口干咽燥,心烦少寐,头晕目眩,舌红,脉弦细而数。

## 二、针灸治疗

### (一)实证

治法:以疏通经气为主,取足厥阴、手足少阳、背俞穴,针用泻法。

处方:期门、支沟、阳陵泉。

随症选穴:肝郁胁痛加太冲、侠溪;湿热胁痛加行间、肝俞、日月;瘀血胁痛加膈俞、大包、三阴交;泛酸加胃俞;胸闷不适加内关;少寐加神门;跌扑损伤可结合局部取穴。

针灸方法:期门斜刺0.5寸,针感有时可向腹壁放射;支沟直刺或向上斜刺1~1.5寸,使酸胀感向上扩张至肘;阳陵泉直刺1.5~2寸。三穴为治实证胁痛的基本方。因肝郁胁胀痛走窜者加太冲,向足心斜刺1.5寸;侠溪直刺0.3~0.5寸,局部酸痛。因湿热胁痛者加行间,刺法同侠溪;肝俞向椎体斜刺0.5~1寸,以局部酸胀或向肋间扩散为佳;日月刺法同期门。瘀血胁痛加膈俞,大包平刺或向后斜刺0.5~0.8寸,忌深刺、直刺;三阴交直刺1.5寸,以针感向上传为佳,局部可酌用灸,胃俞向椎体斜刺1~1.5寸;内关针尖向上斜刺1~1.5寸,并尽量使针感上传;神门直刺0.3~0.5寸;跌扑损伤,可在损伤后一天,在局部取穴,针用平补平泻,并可加灸,治疗每次留针10~20分钟,每日或隔日1次。

### (二)虚证

治法:养阴和络,取背俞及足厥阴、太阴经穴,针用补法。

处方:肝俞、肾俞、期门、血海、三阴交。

随症取穴:头晕目眩者加百会、风池。

针灸方法:肝俞、三阴交刺法同前;肾俞直刺1~1.5寸;血海直刺1~1.5寸,以针感上传者为佳,针用补法,留针15~30分钟,治疗每日或隔日1次。百会,向前或后平刺0.5~1寸,针感局部胀痛;风池,直刺略斜向下0.8~1.2寸,局部酸胀并扩散至头顶或颞部或前额,用毫针平补平泻法。

## 三、饮食疗法

### (一)玫瑰花茶

制备与服法:玫瑰花瓣6~10g,沸水冲泡,代茶饮。

方义与功效:玫瑰花味甘微苦,性温,入肝、脾经,功能理气解郁,疏肝健脾。《本草纲目拾遗》中记载"玫瑰花阴干,冲汤代茶"治"肝胃气痛"。民间用以治肝气郁胁痛,肝胃气痛,恶心,呕吐,消化不良皆宜。

### (二)茉莉花糖水

制备与服法:茉莉花5g,白砂糖10g,加水1碗煎煮,去渣饮用。滚开水冲泡亦可,不宜久煎。

方义与功效:茉莉花味甘辛,性温,入肝,《饮片新参》中记载"本品疏肝解郁,理气止痛";砂糖性味甘平,《本草纲目》中记载其能"解酒和中,助脾气,缓肝气"。民间用以治肝气郁结引起的胸胁疼痛。

### (三)合欢花蒸猪肝

制备与服法:合欢花干品10g,鲜品20g,放入碗中加水浸泡;新鲜猪肝150g切片,加食盐少许,入合欢花隔水蒸熟作菜佐膳。

方义与功效:合欢花味甘平,功能疏肝解郁,安神明目;猪肝能补肝养血明目,民间用以治胁痛、失眠等。

### (四)韭菜汁

制备与服法:生韭菜(或根)50g,捣汁温服,每次50mL,每日2次。

方义与功效:韭菜味甘,性温,能温中行气,解毒散瘀血,治瘀血胁痛有良效。

### (五)鸡胆汁黄瓜藤饮

制备与服法:黄瓜藤100g,鸡胆1个。黄瓜藤洗净,水煎取汁100mL,用该汁冲服鸡胆汁,每日1次,7日为1个疗程。

方义与功效:黄瓜藤性平,味淡,利水解毒;鸡胆苦寒,消炎,解毒,两者合用,对湿热毒邪阻滞胁络引起的胁痛,效果较好。

### (六)利胆茶

制备与服法:玉米须、蒲公英、茵陈各30g,白糖适量,前三味加水1000mL,煎汤去渣,加白糖调味。每日3次,每次250mL,连服10~15日。

方义与功效:玉米须味甘性平,利尿,泄热,平肝,利胆;蒲公英苦,甘寒,清热解毒;茵陈苦辛凉,清热利湿。三者合用,能清热利湿平肝,对湿热内阻引起的胁痛,效果较好。

## 四、按摩治疗

### (一)一般按摩治疗

#### 1.体穴按摩

按揉期门、日月、京门、中脘等穴各1~2分钟,以得气为度;推按肝俞、胆俞、脾俞、胃俞10~20次;按揉足三里、三阴交、阳陵泉、胆囊穴(在阳陵泉下1寸左右的压痛点)、蠡沟、光明等穴各1~2分钟,以得气为度。

#### 2.耳穴按摩

掐按揉肝、胆、脾、胃、肾上腺、交感、内分泌、十二指肠等反射区,以局部胀痛难忍、皮肤红热为度。

#### 3.足部按摩

按摩肾上腺、腹腔神经丛、肝、胆、脾、胃、十二指肠、膀胱、输尿管、胰腺等反射区,以足部胀痛并出现烘热感为度。

### (二)分型按摩治疗

#### 1.肝气郁结者

加按揉膻中、天枢、章门、膈俞、太冲各1~2分钟,以得气为度。

#### 2.湿热型者

加按揉曲池、行间、大椎、足窍阴、足临泣、太冲、合谷、内关、上巨虚、下巨虚、膀胱俞、肾俞等各1~2分钟,以得气为度。

### (三)随症按摩治疗

#### 1.伴有恶心、呕吐甚者

加按揉天突、鸠尾、内关、公孙、足三里各1~2分钟,以得气为度。

#### 2.伴高热者

加按揉太冲、大椎、曲池、合谷、行间各1~2分钟,以得气为度;掐按十宣穴1~2分钟,以胀痛或酸痛能忍受为度。

#### 3.伴皮肤及巩膜黄染者

加按揉太冲、大敦、中渚、外关、曲骨、水泉、昆仑、飞扬、膀胱俞、三焦俞等穴各1~2分钟,以得气为度。

#### 4.伴神昏谵语、四肢厥冷者

加按揉人中、长强、关元、气海、涌泉、劳宫等穴各1~2分钟,以得气为度。

### (四)预防按摩

#### 1. 体穴按摩

按揉中脘、鸠尾、期门、章门、日月、气海、天枢各1~2分钟，以得气为度；推背部膀胱经四条经线，重点在腰胸段，自上而下，反复进行10~20遍；推阳明胃经及少阳胆经经线小腿段，自上而下，反复进行10~20遍。以上手法每日或隔日进行1次。

#### 2. 耳穴按摩

掐揉肝、胆、脾、胃、大肠、小肠、三焦、内分泌、肾上腺等反射区，以局部酸胀痛、皮肤红热为度。

#### 3. 足部按摩

按摩肝、胆、脾、胃、大肠、小肠、膀胱、肾上腺、输尿管、腹腔神经丛等反射区，以局部烘热为度。

# 第七章　肾系病证

## 第一节　癃闭

癃闭是以小便量少,点滴而出,甚者小便闭塞不通为主证的一种疾病。其中又以小便不利,点滴而短少,病势较缓者为"癃";小便闭塞,点滴不通,病势较急者为"闭"。癃和闭虽然有区别,但都是指排尿困难,只是程度上不同,因此合称为癃闭。

正常人小便的通畅,有赖于三焦气化的正常,而三焦气化有赖于肺、脾、肾三脏来维持,所以本病除与肾关系密切外,还常常与肺、脾、三焦有关。癃闭病位在膀胱,乃因气化不利所致,小便不得通畅,其因不外虚实两类:虚由年高、久病,肾气亏虚,命门火衰,气化不及州都;实由中焦湿热不化,而移注于膀胱,阻滞膀胱气化;或有跌扑外伤,以及外科手术、产后,筋脉瘀阻,膀胱气化不利,以致小便不通。

### 一、临床表现

#### (一)实证

**1.膀胱湿热**

小便点滴不通,或量极少而短赤灼热,小腹胀满,口苦口黏,或口渴不欲饮,或大便不畅。舌质红,苔黄腻,脉数。

**2.肺热壅盛**

小便涓滴不通,或点滴不爽,咽干,烦渴欲饮,呼吸短促,或有咳嗽,苔薄黄,脉数。

**3.肝郁气滞**

情志抑郁,或多烦易怒,小便不通,或通而不畅,胁腹胀满,苔薄或薄黄,舌红,脉弦。

**4.尿道阻塞**

小便点滴而下,或尿如细线,甚者阻塞不通,小腹胀满疼痛,舌质紫黯,或有瘀点,脉涩。

### (二)虚证

#### 1.中气不足

小腹坠胀,时欲小便而不得出,或量少而不畅,精神疲乏,食欲缺乏,气短而语声低细,舌质淡,苔薄,脉细弱。

#### 2.肾阳衰惫

小便不通,或点滴不爽,排出无力,面色苍白,神气怯弱,畏寒,腰膝冷而酸软无力,舌质淡,苔薄,脉细弱。

## 二、针灸治疗

### (一)虚证

治法:补肾启闭。取足少阴、太阳、背俞和任脉经穴,针用补法或用灸。

处方:肾俞、三焦俞、气海、阴谷、委阳。

随症选穴:阳虚形寒加命门;肛门作坠加次髎;腰酸膝软加腰阳关。

针灸方法:肾俞、三焦俞直刺1~1.5寸;气海向下斜刺1~1.5寸,使酸胀感达前阴;阴谷直刺1~2寸;委阳直刺1~1.5寸,二穴尽量使酸胀感向大腿上部扩散;诸穴均可酌情加灸,艾炷灸每穴3~7壮,艾条灸3~5分钟,应注意阴谷、委阳等关节部位的穴位不行化脓灸。阳虚形寒加灸命门;肛门作坠,取次髎,直刺1~2寸,使局部酸胀感向下部扩散;并可加灸。腰酸膝软加腰阳关,直刺1~1.5寸,局部酸胀,并向下肢放射,可加灸。治疗每日数次,直至排尿,以后每日或隔日1次,以巩固疗效。针刺时必须注意的是,膀胱过度充盈时,下腹部穴位宜浅刺、斜刺,忌深刺、直刺。

### (二)实证

治法:清热利湿、理气活血,取足太阴、背俞、任脉经穴,针用泻法,不灸。

处方:三阴交、中极、膀胱俞。

随症选穴:因于湿热者,加阴陵泉;因于外伤者,加血海、膈俞;疼痛较甚者,加行间。

针灸方法:三阴交直刺或针尖略向上斜刺1~2寸,使局部酸胀感向膝关节或股内侧扩散;中极直刺1~1.5寸,使针感扩散至前阴或会阴部;膀胱俞直刺1~1.5寸,局部酸胀,或向臀部扩散,用毫针泻法,持续行针3~5分钟,每日可治疗数次,至排尿。因于湿热,见小便热赤者,加阴陵泉,直刺1~2寸,针感局部酸胀,并尽可能使针感向大腿内侧扩散效佳;因于外伤者,可加血海,直刺1~2寸,使酸胀感向上扩散;膈俞向椎体斜刺0.5~1寸;因外伤手术疼痛较甚者,加行间,斜刺0.5~1寸,使酸胀感扩散至足背,注意点同上。

### 三、饮食疗法

#### (一)玉米须车前饮

制备与服法:玉米须50g,车前子20g(纱布包),生甘草10g,加水500mL,煎取400mL,去渣温服,每日3次。

方义与功效:玉米须性味甘平,能清热消炎,利尿祛湿;车前子味甘性寒,能清热利尿,清肝明目,可治湿热下注,小便不利;甘草生用性偏凉,入十二经,能清热解毒利尿。此方适用于湿热证。

#### (二)甘蔗白藕汁

制备与服法:鲜甘蔗500g,去皮切碎,榨汁;嫩藕500g,去节切碎,取汁与甘蔗汁混合,1日分3次饮完。

方义与功效:甘蔗甘平,蔗浆甘寒,能泻火热;藕味甘性寒,藕汁清热止渴,凉血散瘀。此方适用于实证癃闭。

#### (三)黄芪鲤鱼饮

制备与服法:生黄芪60g,鲜鲤鱼1尾(重250~500g),煮汤饮,肉可食。

方义与功效:黄芪性味甘温,能补气升阳,助膀胱气化,故能利尿退肿;鲤鱼性味甘平,能利尿消肿。故本方适用于虚证癃闭。

#### (四)大蒜栀子泥

制备与服法:大蒜1枚,栀子7枚,盐少许。将上药捣烂如泥,用洁净纱布包一层,贴于脐上,后用胶布固定。

方义与功效:大蒜,辛温,入脾、胃、肺经,行滞气,解毒;栀子,苦寒,入心、肺、三焦经,泻火除烦,清热利湿。本方适用于膀胱湿热之癃闭。

#### (五)柳树皮汤

制备与服法:鲜柳树皮2500g,刮去外栓皮,取内层部分切片,加水5000mL,煮2小时,过滤,浓缩至1000mL,加防腐剂即可。成人每次10mL,每日2~3次。

方义与功效:柳树皮,味苦,性寒,利水,通淋,祛风除湿。本方适用于膀胱湿热之癃闭。

#### (六)制青蒿

制备与服法:鲜青蒿200~300g,捣碎(勿让药汁流失),随即敷入脐部,外敷塑料薄膜及棉垫各1块,用胶布固定,待排尿后再去药。

方义与功效:青蒿,苦微辛,性寒,入肝、胆经,清热解暑,利湿。本方适用于膀胱湿热之癃闭。

### (七)葱白麝香袋

制备与服法:葱白500g,麝香少许,将葱白捣烂,加入麝香拌匀,分为2包,蒸热敷于脐上,热敷10分钟,2包药交替使用,敷至尿液排出为止。

方义与功效:葱白,辛温,入肺、胃经,通阳;麝香辛温,入心、脾、肝经,开窍、通络、散瘀,两者合用,通经活络。本方适用于尿道阻塞之癃闭。

### (八)核桃冰糖膏

制备与服法:核桃仁120g,冰糖120g,芝麻油120mL,将核桃仁碾碎为末,冰糖砸碎,先把芝麻油炼熟后放入核桃仁、冰糖,搅拌待凉后装瓶备用,每次服1汤匙,每日3次。

方义与功效:核桃仁,甘温,入肾、肺、大肠经,补肾益肺;冰糖,味甘,性平,入脾、肺经,补中益气,和胃润肺。两者合用,温阳益气补肾。本方适用于肾阳不足之癃闭。

### (九)蔷薇根汤

制备与服法:无花蔷薇根125g,将上药加水2500mL,在大火煎熟后再小火熬2小时,使药液煎至1500mL左右,分3次口服,每日1剂。

方义与功效:蔷薇根,甘涩,性凉,入脾、胃经,清热利湿,活血。本方适用于湿热壅盛下焦之癃闭。

## 四、按摩治疗

### (一)一般按摩治疗

#### 1.体穴按摩

按揉中极、关元、京门、气海、会阴、石门等穴各1~2分钟,以得气为度;揉摩小腹至局部温热为止;推八髎、三焦俞、膀胱俞、小肠俞、白环俞等10~20遍;按揉三阴交、阴陵泉、公孙、大钟、飞扬等穴各1~2分钟,以得气为度。

#### 2.耳穴按摩

掐揉肾、膀胱、尿道、交感、肾上腺、内分泌、三焦、肺、脾、小肠等反射区,以局部胀痛、皮肤发热为度。

#### 3.足部按摩

按摩肾、输尿管、膀胱、尿道、肺、脾、小肠、腹腔神经丛、肾上腺等反射区,以局部胀痛、足部发热为度。

### (二)分型按摩治疗

#### 1.膀胱湿热

加按揉脾俞、中脘、金门、曲池、大椎等穴各1~2分钟,以得气为度。

#### 2.肺热壅盛

加按揉曲池、中府、太渊、偏历、天枢、合谷、膻中等穴各1~2分钟,以得气为度。

#### 3.尿道瘀阻

加按揉水泉、金门、膈俞、膻中、气海、血海等穴各1~2分钟,以得气为度。

#### 4.中气不足

加按揉气海、膻中、中脘、太白、大包、丰隆、脾俞、胃俞、关元俞、三焦俞、涌泉等穴各1~2分钟,以得气为度。

#### 5.肾阳衰惫

加按揉中脘、肾俞、命门、足三里、涌泉、太溪、绝骨等穴各1~2分钟,以得气为度。

### (三)随症按摩治疗

#### 1.伴恶心、呕吐者

加按揉内关、中脘、天突、鸠尾、丰隆、冲阳等穴各1~2分钟,以得气为度。

#### 2.伴头晕、目眩、耳鸣者

加按揉天容、天窗、听会、听宫、翳风、太阳、百会、印堂各1~2分钟,以得气为度;提拿风池穴1~2分钟,以得气为度;推头五经(即督脉、两侧膀胱经、两侧胆经在头部循行路线)10~20遍。

#### 3.伴心悸、气短、水肿者

加按揉内关、神门、劳宫、支沟、水道、乳根、气海、膻中、心俞、厥阴俞、膈俞、血海、巨阙等穴各1~2分钟,以得气为度。

# 第二节　水肿

水肿是以体内水液潴留,泛滥于肌肤,引起头面、眼睑、四肢、腹背甚至全身水肿为特征的一种病证。本病可分为"阴水"和"阳水"两类,阳水发病较急,多从头面部先肿,肿势以腰以上为甚;阴水发病缓慢,先从足跗先肿,肿势以腰以下为剧。

水肿的发生,总以外感风邪水湿,或内伤饮食劳倦,以致水液正常运行发生障碍,使之潴留于体内,泛滥于肌肤而成,其发病机制与肺、脾、肾三脏关系及为密切,盖人体内水液正常运行,有赖于肺之通调,脾之转输、肾之开阖、三焦决渎有权,膀胱气化畅行,小便因之通利,若肺、脾、肾三脏功能障碍,肺失通调,脾失转输、肾失开阖、三焦决渎失司,则水液潴留于体内,泛滥于肌肤,发为水肿。在肺、脾、肾三脏中,以肾为本。

## 一、临床表现

### (一)阳水

#### 1.风水泛滥

眼睑水肿,继则四肢及全身水肿,来势迅速,多有恶寒、发热、肢节酸痛,小便不利等症,偏于风热者,伴咽喉红肿疼痛,舌质红,脉浮滑数。偏于风寒者,兼恶寒,咳喘,舌苔薄白,脉浮滑或紧,若水肿较甚,亦可见沉脉。

#### 2.湿毒浸淫

眼睑水肿,延及全身,小便不利,身发疮痍,甚至溃烂,恶风发热,舌质红,苔薄黄,脉浮数或滑数。

#### 3.水湿浸渍

全身水肿,按之没指,小便短少,身体困重,胸闷,纳呆,呕恶,苔白腻,脉沉缓,起病缓慢,病程较长。

#### 4.湿热壅盛

遍体水肿,皮肤绷紧光亮,胸脘痞闷,烦热口渴,小便短赤,大便干结,苔黄腻,脉沉数或濡数。

### (二)阴水

#### 1.脾阳虚衰

身肿,腰以下肿甚,按之凹陷不易恢复,脘腹胀闷,纳减便溏,面色萎黄,神倦肢乏,小便短少,舌质淡,苔白腻或白滑,脉沉缓或沉弱。

#### 2.肾气衰微

面部水肿,腰以下尤甚,按之凹陷不起,心悸,气促,腰部冷痛酸重,尿量减少或增多,四肢厥冷,怯寒神疲,面色灰滞或苍白,舌质淡胖,苔白,脉沉细或沉迟无力。

## 二、针灸治疗

### (一)阳水

治法:解表利水,取背俞、手太阴、足阳明经穴,针用泻法。

处方：大杼、肺俞、三焦俞、阴陵泉、外关、合谷。

随症选穴：咽痛加少商；面部肿甚加水沟。

针灸方法：大杼、肺俞、三焦俞向椎体斜刺0.5～1寸，使局部酸胀；阴陵泉直刺0.5～1寸，局部酸胀或向下放射；外关、合谷直刺0.5～1寸，用毫针泻法。先取背部俞穴，后针其他穴位，每日1次，症状缓解之后可隔日1次。咽痛加少商，点刺放血；面部肿甚加水沟，直刺或向上斜刺0.3～0.5寸，以痛感为主。

### (二)阴水

治法：温阳利水，取任脉、足阳明、少阴及背俞经穴，针用补法，并灸。

处方：脾俞、肾俞、水分、气海、足三里、太溪。

随症选穴：脘痞加中脘；便溏加天枢。

针灸方法：先取背俞、脾俞，向椎体斜刺0.5～1寸；肾俞直刺0.5～1寸；水分直刺0.5～1寸，局部酸胀；气海向下斜刺1～1.5寸；足三里直刺0.5～1寸，令针感下传至足；太溪直刺0.5～1寸，局部酸胀，或麻电感放散至足底。诸穴均可加灸，艾条灸每穴5～10分钟，艾炷灸每穴7～10壮。脘痞加中脘，直刺0.5～1寸，局部发胀或胃部有收缩感；便溏加天枢，直刺0.5～1寸，留针15～30分钟，每日或隔日针治1次，7～10次为1个疗程。

## 三、饮食疗法

### (一)荔枝草蜜糖水

制备与服法：荔枝草、车前草各50g，加水500mL，煎汁，服时加白蜜10mL，每日3次。

方义与功效：荔枝草味苦，性辛凉，能清热解毒，利尿消肿，凉血止血，抑菌试验对链球菌、肺炎双球菌、金黄色葡萄球菌、痢疾杆菌等均有抑菌作用；车前草甘寒，入肝、肺、肾、小肠诸经，清热利尿，凉血解毒。两药合用加蜜矫味调和药性，具有清热解毒，利尿消肿，凉血止血作用，适用于水肿风水泛滥。

### (二)冬瓜赤豆粥

制备与服法：冬瓜500g，赤豆30g，加水适量煮汤，不加盐或低盐，食瓜喝汤，每日2次。

方义与功效：冬瓜甘淡微寒，功能利小便、消水肿、解热毒、止消渴，对肾炎患者是医食兼优之品；赤豆甘酸平缓，清热解毒，利尿消肿。此粥对湿热浸淫水肿效果较好。

### (三)白菜薏米粥

制备与服法：小白菜500g，薏米60g，薏米煮成稀粥，加入切好洗净的小白菜，煮二三沸,待白菜熟即成,不可久煮,无盐或低盐,每日2次。

方义与功效:白菜性味甘平微寒,入脾、胃经,有清热利尿作用;薏米甘淡微寒,入脾、肺、肾经,有渗湿健脾、清热排脓的作用。此方具有健脾祛湿、清热利尿功效,对于湿热壅盛之水肿,效果较好。

### (四)大蒜烧鲫鱼

制备与服法:鲫鱼1条(约重250g),剖腹去内脏,洗净,装大蒜10g,外裹干净白纸,将水渗湿,放入谷糠内烧熟,蒜肉全食,有条件者每日食1条。

方义与功效:鲫鱼性味甘温,入胃、肾经,功能温胃补虚,除湿利水;大蒜熟食甘温,入脾、肾经,功能温胃健脾,下气消谷,化湿退肿,杀虫止痢。两者合用,能化气行水,补脾健胃,脾肾虚寒之水肿,服之较宜。

### (五)黄芪山药煲龟板

制备与服法:黄芪、山药、龟板各30g,先将龟板煎1~2小时,然后加入黄芪、山药同煎,去渣饮汤。

方义与功效:黄芪味甘微温,入脾、肺经,为补气之要药,兼利尿消肿;山药健脾补气,强肾助阳;龟板甘咸,入肝、肾经,能滋肾阳,益精血,滋补强壮。故本方对于脾肾气虚,肝肾不足之水肿,疗效较好。

### (六)党参芡实煨猪肾

制备与服法:党参、黄芪、芡实各20g,猪肾1个,将猪肾剖开去其筋膜,洗净,与药共煎汤食用。

方义与功效:党参补中气,健脾胃,滋补强壮。黄芪补气,利尿消肿;芡实甘涩性平,入脾、肾经,有固肾涩精、健脾止泻的作用;猪肾有补肾气、通膀胱的作用。故脾肾气虚之水肿,服之较宜。

### (七)茯苓饼

制备与服法:茯苓粉、米粉、绵白糖各等份,上三味加水调成糊,文火煎烙成薄饼,早、晚作点心用。

方义与功效:茯苓,甘淡,平,入心、脾、肺经,渗湿利水,健脾和胃;米粉,补中健脾,两者合用治水湿浸渍之水肿。

### (八)制鸡蛋

制备与服法:蜈蚣1条,鸡蛋1个,将蜈蚣去头足焙干为末,纳上鸡蛋(先切1个小洞)内搅匀,外用湿纸及黄土包裹煨熟,剥取鸡蛋吃,每日吃1个,7日为1个疗程。

方义与功效：鸡蛋甘平，入心、肾经，滋阴润燥，养血；蜈蚣，辛温，入肝经，祛风解毒。两者合用，滋阴养血。用于治疗阴水。

### (九)制黄瓜

制备与服法：黄瓜1根，醋、油各适量。将黄瓜用水洗干净，切成2片，1片水煮，1片放入醋内煮烂，将两者放一起加香油调拌，空腹一次服用，每日1次，连服15日。

方义与功效：黄瓜，甘凉，入脾、胃、大肠经，除热、利水、解毒。与醋、油合用，清热利水，用治湿毒浸淫之水肿。

## 四、按摩治疗

### (一)腰以上部位水肿

取攒竹穴，以双手拇指抵住太阳穴，用示指按住两侧的攒竹穴轻轻旋转，每8拍为一组，重复8组即可；承浆穴，用拇指轻压此穴，每秒1次，连按20次。天突穴，用右手的示指每隔2秒轻压1次，连按10次为宜，此穴不宜重压，指法切记轻柔。

### (二)腰以下部位水肿

取肾俞穴，以指关节轻压该穴，每秒1次，每按压3～5次休息10秒，再重复这一步骤3次。同时，穴位按摩前用热毛巾先轻敷一下，舒活血脉，效果会更明显。按压穴位时可以选择欣赏轻柔的音乐，根据乐曲的节奏舒缓地有频率地按压，使穴位逐渐接受直至习惯手指的刺激，有事半功倍的效果。

# 第三节　淋证

淋证是以小便频数短涩，滴沥刺痛，欲出未尽，小腹拘急，或痛引腰腹为特征的一类病证。

淋证的发生，多由湿热蕴积膀胱所致，但也有气郁或肾虚而致病者。其病位多在肾和膀胱，与肝、肾有密切的关系。病初多属邪实，其病机主要为湿热蕴结下焦，膀胱气化不利；若病延日久，可致脾肾两虚，膀胱气化无权，则病由实转虚，或虚实夹杂。临床根据症状表现和病机不同，一般分为热淋、石淋、气淋、血淋、膏淋、劳淋6种类型。外感湿热或中焦湿热下注，膀胱气化不利，小便频数热痛者为"热淋"；湿热久蕴，酿而成石，尿中带有砂石堵塞尿路，刺痛难忍者为"石淋"；肝失条达，气机郁滞，膀胱气化不利者为"气淋"；湿热伤络或气虚不能摄血或久病阴虚，火旺灼络，尿中带血者为"血淋"；淋久不愈，湿热伤正,或年老久病,劳欲过度,脾肾两虚,脾虚者中气下陷,肾虚者固摄无权,小便淋漓不尽,过劳即发者为"劳淋";若清浊不分,尿如米泔脂膏者为"膏淋"。

### 一、临床表现

#### (一)热淋

小便短数,灼热刺痛,尿色黄赤,少腹拘急胀痛,或恶寒热,口苦,呕恶,或腰痛拒按,或大便秘结,苔黄腻,脉濡数。

#### (二)石淋

尿中时夹砂石,小便艰涩,或排尿时突然中断,尿道窘迫疼痛,少腹拘急,或腰腹绞痛难忍,尿中带血,舌红苔薄黄,脉弦或弦数。若病久砂石不去,可伴见面色少华,精神委顿,少气乏力,舌淡,边有齿印,脉细而弱,或腰腹隐痛,手足心热,舌红少苔,脉细带数。

#### (三)气淋

实证见小便涩滞,淋漓不宣,少腹满痛,苔薄白,脉多沉弦;虚证见少腹坠胀,尿有余沥,面色白,舌质淡,脉虚细无力。

#### (四)血淋

实证见小便热涩刺痛,尿色深红,或挟有血块,疼痛满急加剧,或见心烦,苔黄,脉滑数;虚证见尿色淡红,尿道涩滞不显著,腰酸膝软,神疲乏力,舌质淡红,脉虚数。

#### (五)膏淋

实证见小便混浊如米泔水,置之沉淀如絮状,上有浮油如脂,或夹有凝块,或混有血液,尿道热涩疼痛,苔薄黄,脉濡数;虚证见病久不已,反复发作,淋痛如脂,涩痛反见减轻,但形体日渐消瘦,头昏无力,腰酸膝软,舌质淡,苔腻,脉濡数。

#### (六)劳淋

小便不甚赤涩,但淋漓不已,时作时止,遇劳即发,腰酸膝软,神疲乏力,舌质淡,脉虚弱。

### 二、针灸治疗

治法:疏利膀胱气机,利尿止痛。取三阴经穴与俞募穴,针用泻法或补泻兼施,膏淋、劳淋可酌用灸法。

处方:膀胱俞、中极、阴陵泉、行间、太溪。

随症选穴:热淋发热恶寒者,加合谷、外关;石淋加委阳、然谷或加肾俞;血淋加血海、三阴交;膏淋加肾俞、照海;劳淋去行间加气海俞、关元、百会;少腹满痛加曲池、水道。

针灸方法:膀胱俞直刺 1～1.5 寸,局部酸胀向臀部扩散;中极直刺 1～1.5 寸,令针感传导至前阴或会阴部;阴陵泉直刺 1～2 寸,局部酸胀,针感向下扩散;行间斜刺 0.5～1 寸,太溪直刺 1～1.5 寸,针感酸胀,有时可传至足底。以上诸穴用毫针泻法,留针 15～30 分钟,间歇行针,每日或隔日针刺 1 次。热淋伴见发热恶寒者加合谷、外关,按常规针法治之。石淋加委阳,直刺 1～1.5 寸;然谷直刺 0.5～1 寸;肾俞直刺 1～1.5 寸;若石淋突然发作,出现绞痛者,先取肾俞、膀胱俞、阴陵泉,用毫针泻法,持续行针 3～5 分钟,待疼痛缓解后,再酌情留针,间歇行针,并注意多饮水,多做跳跃运动。血淋加血海,直刺 1～2 寸,使针感向上传导;三阴交直刺 1～2 寸,使针感向膝关节或股内侧传导,针用泻法,若见虚象,补泻兼施。太溪、血海、三阴交,用毫针补法。膏淋加肾俞、照海,与基本方中太溪,用毫针补法;余穴用平补平泻法,并可酌用灸法。劳淋与基本方中行间,加气海俞,刺同肾俞;关元与太溪用补法,针灸并施,百会只灸不针,余穴用平补平泻法。膏淋、劳淋若有湿热和饮虚见证者不灸。

### 三、饮食疗法

#### (一)竹叶车前茶

制备与服法:竹叶心、生甘草各 10g,车前草 100g,白糖适量,煎汤代茶饮,每日 1 次。

方义与功效:竹叶心甘淡微寒,入心、肺、小肠经,能利尿通淋,清心除烦;车前草味甘淡而气寒,能清热利尿,凉血解毒,故此方适用于热淋。

#### (二)绿豆芽汁

制备与服法:鲜绿豆芽 500g,榨汁,加白糖适量,频饮代茶,不拘量。

方义与功效:绿豆芽味甘性寒,有解热毒、利小便的功效,热淋者服之宜。

#### (三)竹茅饮

制备与服法:鲜竹叶、白茅根各 10g,放保温杯中,以沸水冲泡,盖 30 分钟,代茶频饮。

方义与功效:鲜竹叶清心火、利小便;白茅根凉血止血,利尿消炎,对于湿热下注之热淋者,效佳。

#### (四)黄芪白茅饮

制备与服法:生黄芪、白茅根各 30g,肉苁蓉 20g,西瓜皮 60g,水煎,加白糖适量,每日 2～3 次。

方义与功效:生黄芪甘温,入肺、脾经,能补气升阳,利水消肿,补脾、肺气虚;白茅根凉血止血;肉苁蓉甘温,入肾、大肠经,能温通肾阳而补肾虚;西瓜皮利尿消肿。此方补气益肾,利尿消肿,故气淋虚证者,服之佳。

### (五)内金赤豆粥

制备与服法:鸡内金20g(研粉生用),赤豆、粳米各50g,白糖适量,将赤豆、粳米加水适量煮粥,粥成拌入鸡内金粉与适量白糖,每日1次,30日为1个疗程。

方义与功效:鸡内金味甘性平,消食开胃,通淋消石;赤小豆甘酸平,入心、小肠经,利水除湿,消肿解毒;粳米甘平,入脾、胃经,补中益气,健脾开胃,除烦渴。故此方适用于石淋。

### (六)鱼石散

制备与服法:黄花鱼头中的鱼脑石30粒,研磨成粉,分为10等份,开水冲服,每日1份,15日为1个疗程。

方义与功效:鱼脑石咸平,化石通淋、消炎,治石淋效果佳。

### (七)橘皮滑石粥

制备与服法:橘皮6～10g,滑石20～30g,粳米100g,滑石用布包扎,与橘皮同入砂锅煎汁,去渣,再与粳米煮为稀粥,每日1次,15日为1个疗程。

方义与功效:橘皮,辛苦性温,理气开胃消胀;滑石甘淡性寒,利水渗湿,通淋开窍;粳米甘平,入脾、胃经,补中益气,健脾和胃,除烦渴。此粥适用于气淋实证。

### (八)玫瑰花灯芯茶

制备与服法:玫瑰花瓣6～10g,灯芯草2～3g,先煎灯芯草,取汁,去渣,趁热冲泡玫瑰花瓣,加盖片刻,代茶饮,每日1次,30日为1个疗程。

方义与功效:玫瑰花瓣甘微温苦,入肝、脾经,理气解郁,和血散瘀;灯芯草甘淡寒,入心、肺、小肠经,清心降火,利尿通淋,此茶常饮,适用于气淋。

### (九)薏米萆薢粥

制备与服法:薏米30g,萆薢6～10g,粳米100g,萆薢单煎取汁,与薏米、粳米同煮为粥。每日1次,20日为1个疗程。

方义与功效:萆薢苦平,入肝、肾、膀胱经,祛风利湿;薏米甘淡,性微寒,利水渗湿,健脾;粳米甘平,入脾、胃经,补中益气,健脾和胃,除烦渴。此粥适用于膏淋。

### (十)莲须芡实粥

制备与服法:莲须5g,芡实15～20g,粳米50g,先将莲须、芡实煎取汁,同粳米煮粥,每日1次,20日为1个疗程。

方义与功效：莲须甘涩平，入心、肾经，清心，益肾，涩精；芡实甘涩平，入脾、肾经，固肾涩精，补脾；粳米，补中益气，健脾和胃。膏淋之虚证者，服之有效。

## 四、按摩治疗

### （一）一般按摩治疗

#### 1.体穴按摩

揉摩小腹部，以发热为度，揉摩5～10分钟；按揉曲池、中极各1～2分钟，以得气为度；推按八髎每侧10～20次；按揉太溪、曲池、阴陵泉、三阴交各1～2分钟，以得气为度。

#### 2.耳穴按摩

掐揉膀胱、肾、外生殖器、尿道、三焦等反射区，以局部酸胀痛、皮肤发热为度。

#### 3.足部按摩

按摩肾、膀胱、输尿管、尿道、腹腔神经丛、脑垂体、生殖腺等反射区，以局部胀痛，并出现温热为度。

### （二）分型按摩治疗

#### 1.湿热下注者

加按揉曲池、大椎、太冲、合谷各1～2分钟，以得气为度；经肛门直肠行前列腺按摩1～3分钟，以局部酸胀痛而能忍受为度。

#### 2.中气不足者

加按揉膻中、中脘、气海、脾俞、胃俞、足三里等穴各1～2分钟，以得气为度。

#### 3.肾阴亏虚者

加按揉膈俞、肝俞、太冲、肾俞、三阴交、绝骨等穴各1～2分钟，以得气为度。

#### 4.肾阳亏虚者

加按揉命门、肾俞、足三里、涌泉、气海俞、长强等穴各1～2分钟，以得气为度；点按会阴1～2分钟，以酸痛向尿道及阴囊处放射为宜。

### （三）预防按摩

#### 1.体穴按摩

推按膀胱经腰骶段，自上而下，每次每侧10～20遍，每日1次；按摩下腹3～5分钟，每日1次；搓揉涌泉穴每侧5～10分钟至有烘热感，每日1次。

#### 2.耳穴按摩

搓揉膀胱、肾、外生殖器、尿道、肾上腺、内分泌等反射区至局部红热，每日1～2次。

### 3.足部按摩

每日按摩肾、膀胱、输尿管、腹腔神经丛、肾上腺、前列腺等反射区,以局部酸痛、有烘热感为度,每日1次。

# 参考文献

[1]张思超.中医健康管理学[M].北京:中国医药科技出版社,2020.

[2]赵晓宁.内科疾病诊断与治疗精要[M].郑州:河南大学出版社有限责任公司,2021.

[3]李文豪.中医康复治疗学[M].武汉:湖北科学技术出版社,2018.

[4]唐强,王玲姝.中医康复辨治思路与方法[M].北京:科学出版社,2018.

[5]谢海波.中医内科病诊疗与处方[M].北京:化学工业出版社,2021.

[6]王少英.临床中医诊疗精粹[M].北京:中国纺织出版社,2020.

[7]秦华佗,刘格,陈苑珠.中医临证经验与方法[M].长春:吉林科学技术出版社,2020.

[8]彭清华,刘旺华.中医诊断现代研究[M].长沙:湖南科学技术出版社,2020.

[9]谢庆斌,徐先涛,王风,等.实用中医临床诊疗学[M].郑州:河南大学出版社有限责任公司,2021.

[10]刘飞.中医内科临床实践[M].汕头:汕头大学出版社,2021.

[11]谢庆斌,徐先涛,王风,等.实用中医临床诊疗学[M].郑州:河南大学出版社有限责任公司,2021.

[12]郭宝云,骆继军.中医学概要[M].北京:人民卫生出版社,2021.

[13]安素红,吴雷波,王成.中医学[M].武汉:湖北科学技术出版社,2020.

[14]崔宴医.中医学诊疗指南[M].天津:天津科学技术出版社,2020.

[15]孙腾,王亿鹏,乔伟立.实用中医学诊疗[M].北京:科学技术文献出版社,2020.

[16]王殿云.中医学基础与临床[M].北京:科学技术文献出版社,2020.

[17]梁少华.临床中医诊疗学[M].长春:吉林科学技术出版社,2020.

[18]罗莎.现代中医临床应用[M].西安:陕西科学技术出版社,2021.

[19]管翠梅.实用中医内科临床实践[M].北京:华龄出版社,2020.

[20]邹丽妍.中医内科临床实践[M].长春:吉林科学技术出版社,2020.

[21]廖海清.中医养生康复技术[M].北京:中国中医药出版社,2018.

[22]白震民.中医养生康复[M].北京:北京体育大学出版社,2018.

[23]郭学峰.精编中医内科疾病诊疗[M].哈尔滨:黑龙江科学技术出版社,2020.

[24]步运慧.现代中医内科诊治精要[M].北京:科学技术文献出版社,2020.

[25]马宁.现代中医内科诊疗进展[M].长春:吉林科学技术出版社,2020.

[26]肖波,陈康桂,曾韵萍.新编中医内科诊疗精要[M].上海:上海交通大学出版社,2020.

[27]姚新.实用临床疾病中医诊治与康复[M].北京:科学技术文献出版社,2019.

[28]陈庆华,高尚峰,张军军,等.实用临床疾病中医诊治与康复[M].长春:吉林科学技术出版社,2017.

[29]王婷婷.中医内科临床诊疗[M].北京:科学技术文献出版社,2020.

[30]蒋相虎.实用中医内科辨证精要[M].哈尔滨:黑龙江科学技术出版社,2020.

[31]张秀霞.中医内科常见病诊疗学[M].哈尔滨:黑龙江科学技术出版社,2020.

[32]郑世章.中医内科疾病诊治思维[M].北京:科学技术文献出版社,2019.

[33]伊善君.中医内科疾病诊断与治疗[M].长春:吉林科学技术出版社,2019.

[34]韩立杰.实用中医内科治疗[M].长春:吉林科学技术出版社,2019.

[35]刘善军.实用中医内科基础与临床[M].北京:科学技术文献出版社,2020.

[36]宋五香.常见病症中医内科诊疗实践[M].北京:科学技术文献出版社,2020.

[37]杨辉,王宏刚,钱玉莲.中医内科诊疗学[M].南昌:江西科学技术出版社,2019.

[38]张淑娟,胡鸿雁,闫方杰.中医学基础[M].上海:上海交通大学出版社,2022.

[39]靳九成.中医学现代科学基础[M].北京:中医古籍出版社,2022.

[40]罗仁,周迎春.中医内科临证指导[M].郑州:河南科学技术出版社,2019.

# 索　引